100歳まで元気！

予測・予防医療のススメ

東京トータルライフクリニック 編

はじめに

八〇歳でエベレスト登頂に成功した三浦雄一郎氏のニュースは、老いのイメージを大転換するビッグニュースでした。本書を手に取られた皆さんは、そこまではなくとも、少しでも健康でいきいきとしたシルバーエイジを送り、人生を最期《さいご》の時まで輝《かがや》かせたいと願っていらっしゃると思います。

まさにそのことを実現する一助《いちじょ》となることを願いとしてこの本は生まれました。

まず最初に、当院の歩みを少しご紹介させてください。

一九九〇年に東京都文京区本郷の一〇坪の小さなビルの一階で、私たちは少人数ながらも「新しい医療の流れを起こそう」と大きな志《こころざし》を抱《いだ》いて、診療を開始しました。「病《やまい》は呼びかけ」――。病気には患者さんの人生に対する大切なメッセージが孕《はら》まれている。そのメッセージに気づいたとき、病気は単なるマイナスでなくプラスに転換され、患者さんの人生が変わる。

そのような新しい病気観を、診療の現場で具体的、現実的に証明してゆきたいと強く願ってのスタートでした。

この新たな病気観は、高橋佳子先生が提唱されている「トータルライフ人間学」*（魂の学）に基《もと》づくものであり、高橋先生は私たち医療者に多くの示唆《しさ》を与《あた》えてくださっています。

その歩みの中で、患者さん自身が、病気の背景に存在するメッセージを深く受けとめたとき、その方にとって、病気は闘《たたか》う対象から、あるがままに受けとめる対象、さらには感謝する対象へと変容《へんよう》してゆく――。そのような患者さんの感慨《かんがい》深い姿を、日常診療の現場で私たちは数多く拝見し、その結果は一冊の本になりました（『病いは呼びかけ』、一九九二）。

そして二〇〇六年、高橋先生から「予測・予防医療」の可能性を問いかけていただき、目からうろこが落ちるような衝撃《しょうげき》を受けました。例えば、医師の患者さんに対す

＊　トータルライフ人間学は、目に見える世界と目に見えない世界を包含《ほうがん》した新たな思想、新たな哲学の体系。高橋先生は、市井《しせい》の人々を本来的な生き方へと誘《いざな》われているばかりでなく、その包括的《ほうかつてき》なグランドセオリーを基《もとい》に、経営・医療・教育・芸術・法務など様々な専門分野のヴィジョンを示されている。

る「経過観察しましょう」という日常的な診療態度が、いかに患者さんの病気を重篤《じゅうとく》化《か》させることにつながっているのか──。それを改め、新しい検査指標なども用いつつ、「このまま行けばどうなるかを予測」し、「病気の重篤化を予防」する新しい医療のあり方に挑戦することになりました。

当初は、いざ意識すると、私たち自身も診療の中で患者さんに向かって、あまりに自然に「経過観察しましょう」と伝えようとしていることに気づき、驚いた覚《おぼ》えがあります。

その後、二〇〇九年に、医療に対する一つの提案として、高橋先生が投げかけてくださった「健康と長寿《ちょうじゅ》の因縁果報《いんねんかほう》＊＊」（四〜五ページ参照）は、さらに大きな節目となりました。その呼びかけに応《こた》える歩みの中から、次のような予測・予防医療の輪郭《りんかく》がはっきりと見えてきたのです。

＊＊　因縁果報とは、あらゆる現実は、直接的原因（「因」）と間接的原因（「縁」）が結びついて生じる結果（「果報」）であるとする事態の捉《とら》え方のこと。ここでは、「因」は患者の主導権の内にある「心の持ち方」と考え、患者の身体の問題は「縁」（一部は主導権の内にあるが、一部は主導権の外にある）と考えている。

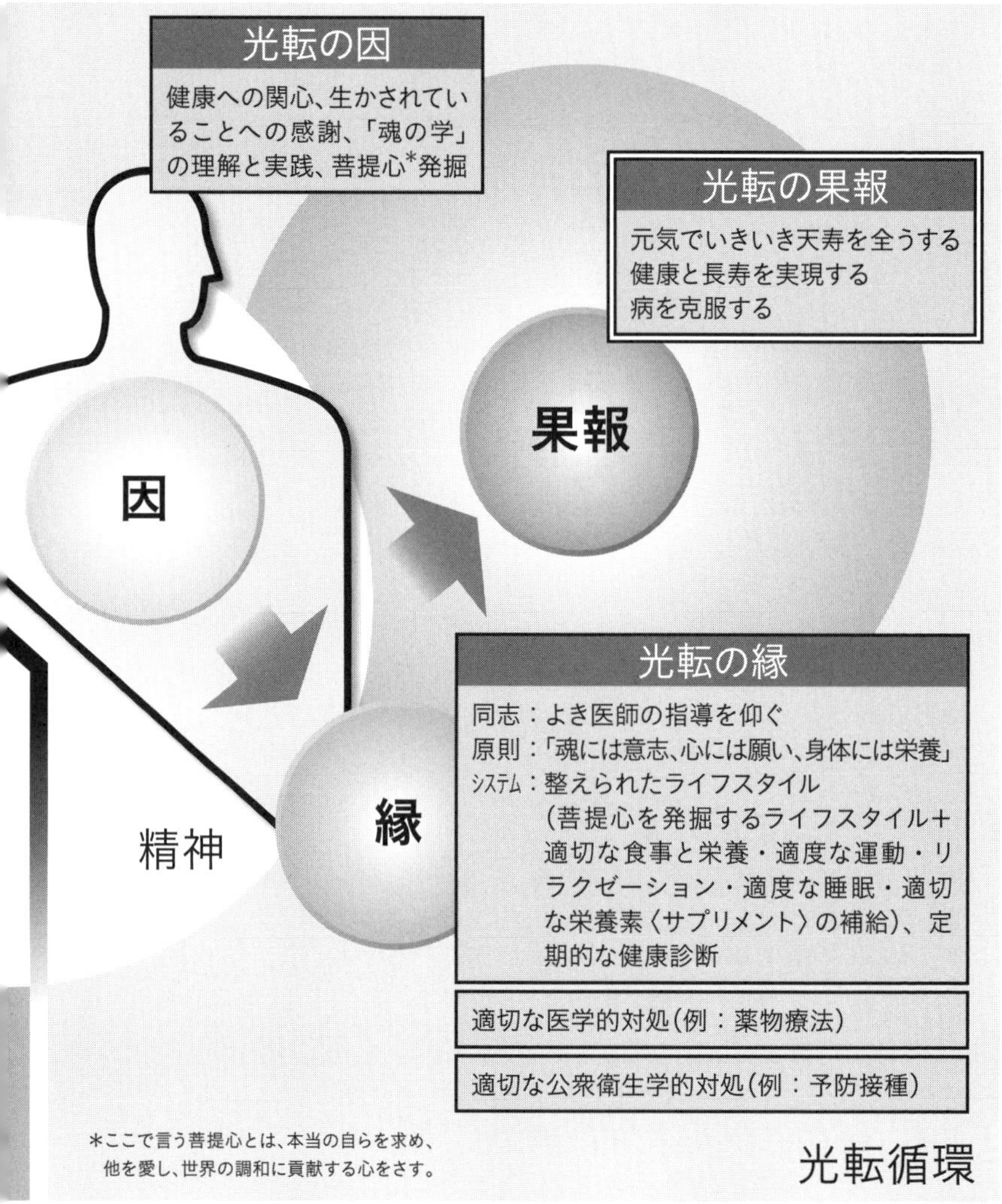
光転の因
健康への関心、生かされていることへの感謝、「魂の学」の理解と実践、菩提心*発掘
光転の果報
元気でいきいき天寿を全うする
健康と長寿を実現する
病を克服する
果報
因
縁
精神
光転の縁
同志：よき医師の指導を仰ぐ
原則：「魂には意志、心には願い、身体には栄養」
システム：整えられたライフスタイル（菩提心を発掘するライフスタイル＋適切な食事と栄養・適度な運動・リラクゼーション・適度な睡眠・適切な栄養素〈サプリメント〉の補給）、定期的な健康診断
適切な医学的対処（例：薬物療法）
適切な公衆衛生学的対処（例：予防接種）
＊ここで言う菩提心とは、本当の自らを求め、他を愛し、世界の調和に貢献する心をさす。
光転循環

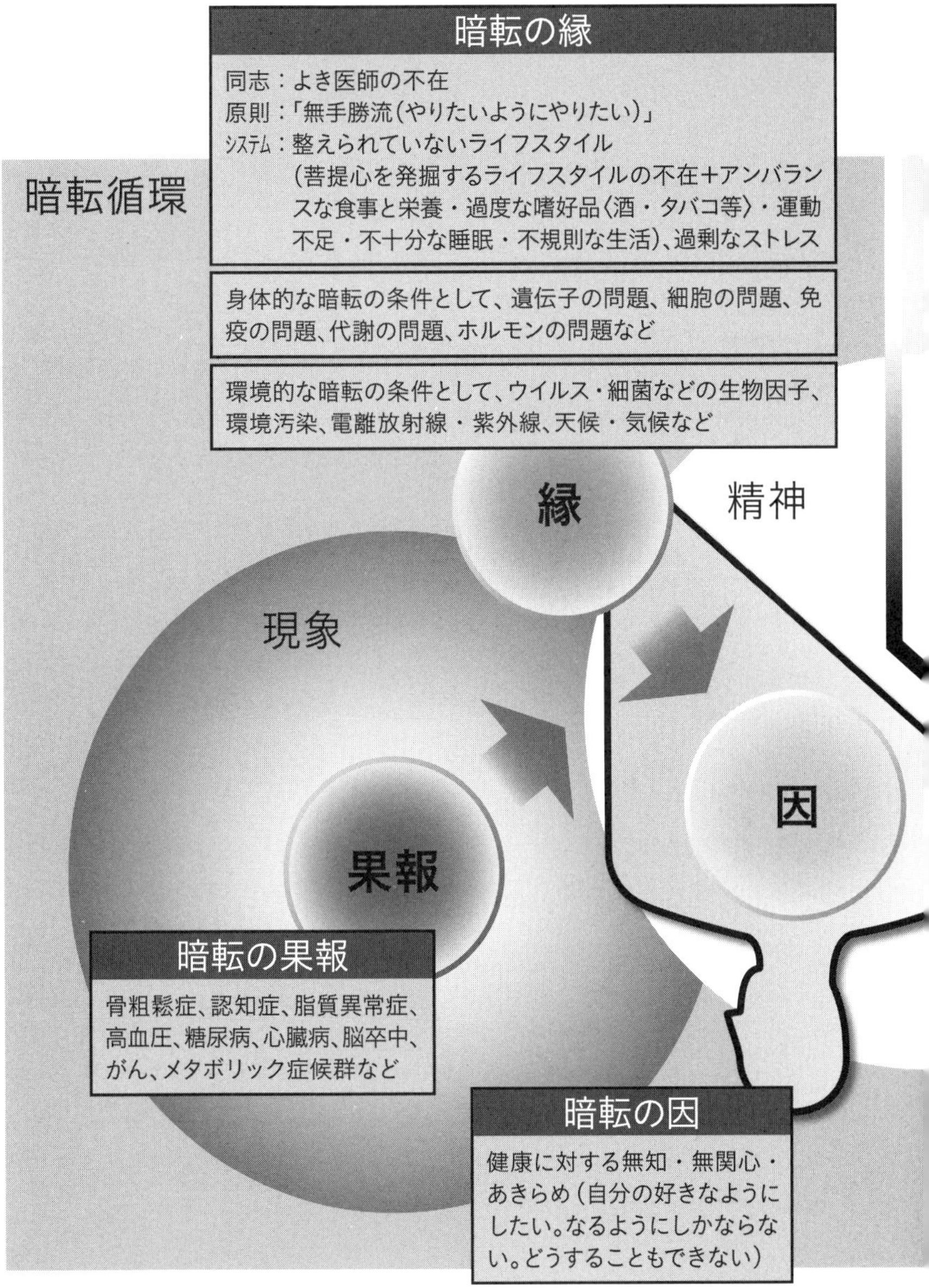
暗転の縁
同志：よき医師の不在
原則：「無手勝流（やりたいようにやりたい）」
ｼｽﾃﾑ：整えられていないライフスタイル
（菩提心を発掘するライフスタイルの不在＋アンバランスな食事と栄養・過度な嗜好品〈酒・タバコ等〉・運動不足・不十分な睡眠・不規則な生活）、過剰なストレス
暗転循環
身体的な暗転の条件として、遺伝子の問題、細胞の問題、免疫の問題、代謝の問題、ホルモンの問題など
環境的な暗転の条件として、ウイルス・細菌などの生物因子、環境汚染、電離放射線・紫外線、天候・気候など
縁
精神
現象
因
果報
暗転の果報
骨粗鬆症、認知症、脂質異常症、高血圧、糖尿病、心臓病、脳卒中、がん、メタボリック症候群など
暗転の因
健康に対する無知・無関心・あきらめ（自分の好きなようにしたい。なるようにしかならない。どうすることもできない）

健康と長寿のための因縁果報

・予測・予防医療は、健康と長寿の実現をめざすとともに、一人ひとりが「人生の仕事」を果《は》たすことを支《ささ》える医療である。

・予測・予防医療は、患者が主人公となって、病気を生み出している「因」（心の持ち方）と「縁」（ライフスタイルなど）を発見し、このまま行けばどうなるかを「予測」して、病気の重篤化を「予防」する医療である。

・予測・予防医療では、医師は専門家としてだけでなく、同伴者としてはたらく。

・予測・予防医療の原則の要《かなめ》は、「魂には意志、心には願い、身体には栄養」である。

「健康と長寿の因縁果報」は、いわば、患者を中心に置いて作成された、予測・予防医療の基本的理念を網羅《もうら》したガイドマップと言えるものです。これは、病気（不健康な状態）という結果を克服し、健康で天寿《てんじゅ》を全《まっと》うするところまで向かうには、心の持ち方とライフスタイルなどを転換する必要があることが一枚の図にわかりやすく示されているものです。

当院では、この「健康と長寿の因縁果報」を原点として、常にスタッフで協同し、具体的なノウハウの開発に至《いた》るまで、予測・予防医療の探求と実践に積極的に取り組んできました。

ところで皆さんは、二〇一二年に発刊された『二〇五〇年の世界』（原題はメガチェンジ）（文芸春秋）をご存じでしょうか。「二〇五〇年までに、様々な領域で世界は巨大な変化（メガチェンジ）を体験することになるだろう」と予測した本です。その中で、第一〇章は医療と国家財政の未来に触《ふ》れています。「今のままの制度では、高齢化社会、超高齢化社会の到来とともに、医療にかかる費用負担が国の財政を圧迫《あっぱく》し、国の成長を妨《さまた》げかねない。そのような未来の壁《かべ》を打開するために、医療には市場原理が導入される必要がある」との見解です。

市場原理が医療に導入された「先進国」はアメリカですが、そのアメリカで人々の生命と人生を守る医療システムが十全に展開されているかと言えば、「否《いな》」と言わざるを得ません。その現実は甘くないことが、二〇〇七年に公開された映画『シッコ(Sicko)』（マイケル・ムーア監督）の中でもリアルに描《えが》かれていました。

私は、市場原理の導入が国の財政破綻《はたん》を防ぐのではなく、医療のパラダイムが現行の「診断・治療」（過去・現在をみる医療）から、「予測・予防」（過去・現在・未来をみる医療）へと転換することが、一人の患者さんの生命と人生を守り、国を財政破綻から救う鍵《かぎ》であると確信しています。

ところで、医療は長年、医師がその技術を独占《どくせん》し、多くの患者さんは、病気に対して「自分にできることはわずかしかない」と思ってきたところがあります。しかし、ここ数年、予測・予防医療を実践して実感するのは、「患者さんが自らの病気に対してできることは無限大にある」ということです。無限大に存在する「自分にできる病気予防と健康増進」を、自らのライフスタイルの中に定着させ、それを心身の両面においで実践する――。

それが予測・予防医療の実践論のアルファでありオメガです。

本書は、そのような近未来の医療を、少し先行して実践し始めた当クリニックで、日々実感している可能性について、さらには患者さんに起こっている好転の事実について、一人でも多くの方に知っていただき、ぜひ実践していただきたいとの願いから生まれたものです。特に「寝たきり予防」の側面に焦点して、予測・予防医療の実践をご紹介します。
この本を手にされた皆さんが健康と長寿への取り組みを具体的に始められ、お一人お一人の人生の主導権を奪回《だっかい》してゆかれることを心から祈念いたします。

二〇一三年六月

東京トータルライフクリニック院長　馬渕茂樹

目次

※本書に紹介させていただく患者さんの氏名はすべて仮名です。

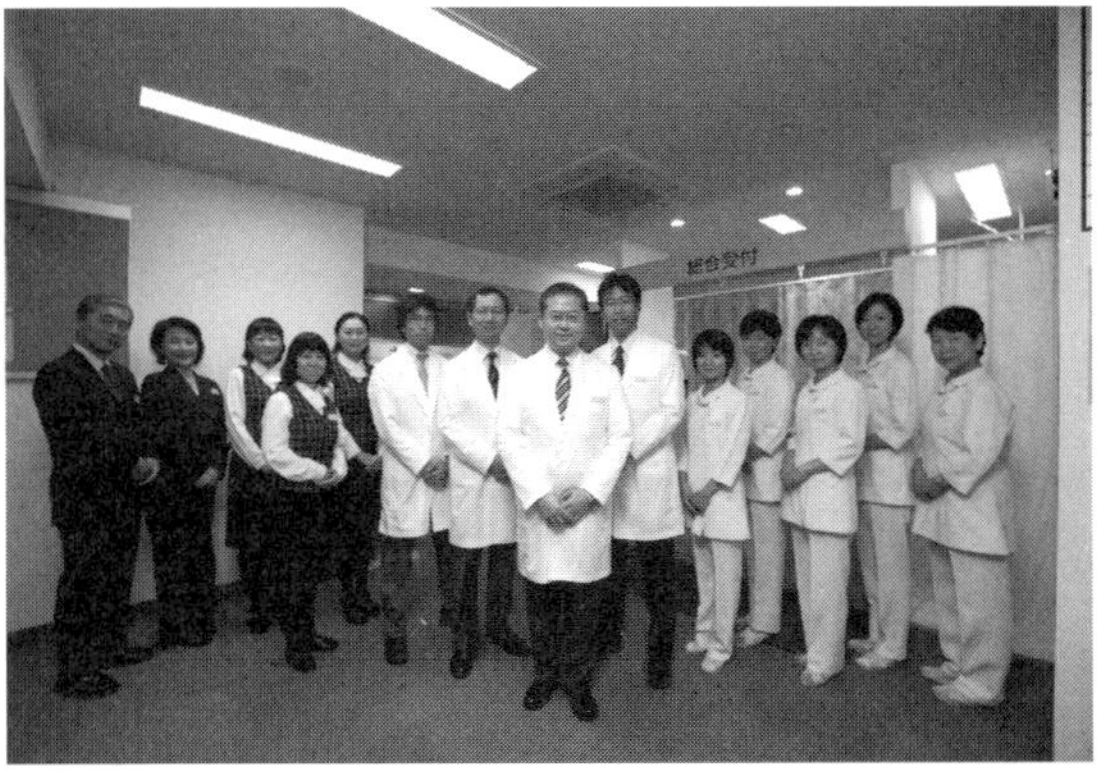

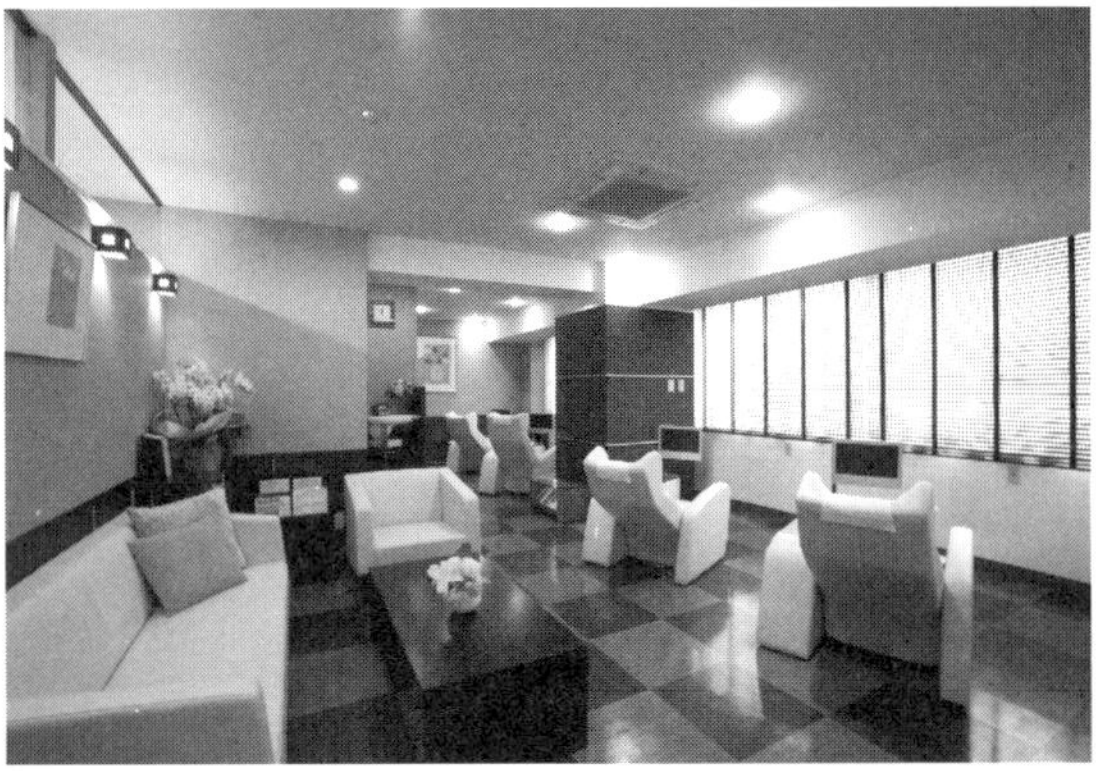

東京トータルライフクリニック

第 1 章

予測・予防医療で外来が変わる、在宅が変わる

馬渕茂樹（1）

藤純一郎（2・3）

1　予測・予防医療で外来が変わる

「経過観察しましょう」という言葉を禁句に

私たちのクリニックでは、二〇〇六年に予測・予防医療を導入して以来、様々な試行錯誤《さくご》を繰《く》り返してきました。それは、「経過観察しましょう」という医者にとって当たり前となっている言葉を禁句《きんく》にするところから始まったのです。

そもそも病気の原因には、内因（メンタルな原因など）、不内外因（ライフスタイルなど）、外因（環境要因など）の三種類があります。そのうち、少なくとも内因と不内外因は、患者さんの毎日の生活と大いに関係があるわけですから、それらに対して何もしないという選択（「経過観察しましょう」と患者さんに呼びかけること）をわざわざする必要はないと考えるからです。

もし医師がより適切に患者さんに言葉をかけるとしたら、次のようになるでしょう。

「特に今すぐに必要な医学的処置はありませんが、今日お話を伺《うかが》って、メンタル面、ライフスタイル面については、大いに改善の余地があると思いました（予測）。その改善努力は、ご自身で惜《お》しみなく継続して実践してください（予防）。そして、次回お会いするときに、データがどうなっているかをまた検討しましょう」

「経過観察しましょう」と何もしないことに誘《いざな》うことは、患者さんから主導権を奪《うば》うに等しいことなのではないかと思うのです。

その経過観察を避《さ》けて、常に患者さん自身にも改善のための自主的・主体的な努力をしていただくこと（自助）を原則にした上で、私たちは、検査データを経時的《けいじ》に（時間経過を追って）読むようになりました。

それまでの私たちは、多くの病院がそうであるように、検査データを正常か異常か（正確には基準値内か基準値外か）でしか読まない傾向があったのですが、同じ正常（基準値内）であっても、「数値の変動はわずかでも好転か暗転のどちらかの方向にいっていないか」という点を点検するようになりました。

例えば、CRP（C-reactive protein）という炎症反応のマーカーがあります。炎症性疾患《しっかん》がある場合は、数値が上昇して一・〇とか二・五という値になりますが、〇・三未満ならば基準値内で問題なしとされます。またCRPは、動脈硬化性疾患がある場合、〇・一を超えると動脈硬化が活動的と判断されるのですが、私たちは、〇・一未満でも、例えば〇・〇三だった人が〇・〇八になると動脈硬化を活動性にする因子《いんし》が動いていないかを点検するようになったのです。数値の動きに敏感になり、その原因を探《さぐ》るようになりました。基準値内か基準値外か以上に、数値が上昇したのか下降したのか、それはなぜか、そこに関心が向かうようになったのです。

また、検査データの「オプティマル・レンジ」（理想的な値）にも敏感になりました（表1-1参照）。例えば、普通、ホモシステイン値（高値になると動脈硬化が進むことがわかっている検査項目の一つ）は、一三程度までが基準値内とされていますが、健康と長寿《ちょうじゅ》のためには一〇未満を維持《いじ》した方がよいとされています。そして、一〇を超える方には、ビタミンB群の摂取《せっしゅ》を勧めるようになりました。

そして、データの読み方に分子整合医学（Orthomolecular Medicine：ノーベル賞学者、

TSH	<3.5	μUI/ml
コルチゾル	<10.0	μg/dl
DHEA-S/コルチゾル比	>20	単位統一時
HbA1c	<5	%
インスリン	<5.0	μUI/ml
ホモシステイン	<7.0	μmol/ml
高感度CRP	<0.03	mg/ml

表1-1　オプティマル・レンジ（推定）

（『アンチエイジング医学の基礎と臨床』p.163より）

ライナス・ポーリングが創始《そうし》した、栄養素の補充《ほじゅう》によって様々な病態《びょうたい》を改善しようとする医学体系）的な解読の仕方も取り入れるようになりました。

以前は、GOTやGPT（いずれも肝機能の指標にされる検査項目）の値が、三〇以下であれば、「問題なし」としてきましたが、分子整合医学的には二〇を切っていると、ビタミンB群の不足があると考え、Bの補充をするのです。そうすると、確かにGOTやGPTが二〇を超えるようになります。

同様に、ALP（肝機能や骨代謝《こつたいしゃ》の指標になる検査項目）の低値（普通は高値のみ問題視される）も、フェリチン（体内に貯蔵《ちょぞう》された鉄量の指標となる検査項目）の低値（普通は高値のみ問題視される）も、放置しないようになりました。

患者さんに何をしていただくことが必要なのか

ここで、ある患者さんの事例をご紹介したいと思います。

石井太郎さん（四〇代、男性）は、健診で動脈硬化症であると指摘された方です。家族歴では脳卒中や心筋梗塞《しんきんこうそく》はなく、石井さん自身にも脳卒中や心筋梗塞はありません。また検査データでも、ＬＤＬ（悪玉）コレステロール、ＨＤＬ（善玉）コレステロールともに基準値範囲内です。HbA1c《ヘモグロビンエーワンシー》（糖尿病の程度の指標になる検査項目）の値も非常に低く、血圧は全く正常でした。そして喫煙《きつえん》もされません。

そこで、私たちは、石井さんのホモシステインとフェリチンを測定したのです。すると、案の上、ホモシステインが一五以上もある状態でした。そこで、ビタミンＢ群を十分に摂取《せっしゅ》していただいたところ、ホモシステインの値も低下し、動脈硬化度（ＣＡＶＩ値）も改善しました。「石井さんの年齢で、このまま動脈硬化が進展してゆけば、将来、ほぼ間違いなく脳卒中か心筋梗塞をきたすだろう」と「予測」し、ビタミンB群の摂取をお勧めして、脳卒中や心筋梗塞を「予防」したのです。

患者さんを診察するとき、以前は「この患者さんの最も問題となる症状は何か。その症状を起こしている原因は何か」をはっきりさせることにエネルギーを注《そそ》いできました。しかし今は、病状と病因の究明《きゅうめい》に加えて「このまま行ったらどうなるか」という病気の未来を「予測」することが、外来診療で日常的に行われるようになりました。

また、自分が「医師として何をするか」ということ以上に、「患者さんに何をしていただくか」ということに気持ちが向かうようになりました。

例えば、これまでは、「足腰が少し弱っているかな」と思う患者さんを診《み》ても、自分は内科医であり、足腰の問題は整形外科の問題だから、特に患者さんから要請《ようせい》されなければ、そこに介入《かいにゅう》することはありませんでした。

ところが今は、「足腰が少し弱っているかな」と思うと、すぐにロコチェック（第2章参照）をするようになりました。「このまま行ったらこの患者さんは寝たきりになってしまう（予測）。そうならないために、今から予防（毎日数分のトレーニングを三回やれば予防できる）を始めていただく必要がある」と考えるようになったのです。

このように、クリニックとして予測・予防医療に取り組み始めてから、外来診療はすっかり変わりました。

「診断・治療」（その人の過去・現在をみて対処《たいしょ》する）から、「予測・予防」（その人の過去・現在に加えて未来もみて対処する）になることで、診療が未来志向の強いものになりました。そして患者さんに、具体的に、未来の健康への道すじを、様々な観点から提案できるようになったと思います。

私たちは、「予測・予防医療は日本の医療を変える力がある」と実感しています。社会的にも求められている「国家財政を圧迫することのない医療」の実現に貢献するものであると確信します。なぜなら、そのまま行けば明らかに重い病気になってしまうところに引き返す道をつくり、病気になったとしても重くなる速度を遅《おそ》くする可能性が大いにあるからです。

予測・予防医療が日本中の医療機関で実践されるようになれば、どれほど日本人の病気の重症化の制御《せいぎょ》や、健康増進が図《はか》られるでしょうか。そうなる近未来を夢見つつ、外来で出会う一人ひとりの患者さんの未来に貢献《こうけん》し続けたいと思います。

「主導権医療をお願いします」

私（馬渕）が「予測・予防医療を絶対に推進《すいしん》したい」と強く願うようになった、ある患者さんとの出会いのことをお話ししたいと思います。

それは、今から四年前、テレビ局のお仕事をされていた上村次郎さん（三〇代男性）との出会いでした。上村さんは、来院される二年ほど前に右肩甲骨《けんこうこつ》の辺《あた》りの強い痛みで眠れなくなり、病院に行ったところ、すでに直径八センチの肺がんができていることが判明しました。同時に脳にも転移病巣《てんいびょうそう》が見つかって、手術で転移病巣を取り除きましたが、その後、右足の骨や腎臓の周囲にも転移があると宣告されていたのです。

人づてに当院のことを知り、「何かできることはないか」と最後の望みを託《たく》されて、受診されたとのことでした。

最初お目にかかったとき、上村さんは悲嘆に暮れ、沈《しず》みこんでいました。

いつからどのような症状があり、どのような治療を受けられたのか。病気を発症する前の一年間に大きなストレスを抱《かか》え込むようなことはなかったか（この問診《もんしん》はとても重要だと思っています）。これまでどのような病気をされ、どのようなライフスタイルだったのか（酒、たばこ、食生活、運動習慣）など、一通りお話を伺《うかが》ってから、私はおもむろに上村さんに話しかけました。

「上村さんは、今の話し合いでおわかりだと思うのですが、ご自分で病気の種を蒔《ま》いてこられましたね。ご自分で病気になられたのだから、ご自分で治せるということではないでしょうか。医者だけが上村さんの病気を治せるのではありません。病気を治すために、上村さん自身も主導権を持ってできることがたくさんありますよ」

上村さんの顔に少し明るさが戻《もど》り、希望が甦《よみがえ》ったようでした。

それから約一カ月後、上村さんから「もう一度診てもらいたい。もう一度『主導権医療』を受けたい」と連絡がありました。

二度目の診療のとき、上村さんは、酸素を吸入されながら車椅子《いす》で搬送されてきて、自力歩行は不可能な状態になっていました。先回と同様、上村さんと主導権医療のことを話し合いましたが、残された時間はあまりないことを、私だけでなく上村さんも重々わかっていらっしゃるようでした。

その二週間後、ご夫人からの電話で上村さんが逝去《せいきょ》されたことを知りました。

上村さんは、「主導権医療」というとても大切な言葉を私たちに遺《のこ》してゆかれました。同時に、上村さんがもし、病気の初発の頃から、病気を改善させる主導権は自分自身が握っていることを理解されていたら、もう少し事態は変化していたかもしれないという気持ちが湧《わ》いてくるのです。「主導権医療」という言葉は、上村さん自身の願いであり、私自身の願いでもあります。

そして、「主導権医療」――患者さん自身が医療行為の中心に座《ざ》して、自らできることを自覚的に実践することは、まさに予測・予防医療の神髄《しんずい》でもあるのです。

高橋佳子先生は、「健康と長寿《ちょうじゅ》の因縁果報」についてお話しされたとき（「はじめに」を参照）、「因」（病気を治す中心軸）のところに患者さんを置かれました。

そのときの衝撃は忘れられません。これまでの医療は、「因」のところに長らく医師が座《すわ》ってきました。しかしこれからは、「因」のところには患者さん自身が座るようになるのです。

まず医師が「私が治療の全権を掌握《しょうあく》している」との誤った信念を捨て、主導権を患者さんにお返しすること。これこそが今、医師や医療者に求められている「私が変わります」（自己変革）ではないかと思います。

患者さんが自らの治療の主導権を奪回《だっかい》し、予測・予防が医療の主軸になってゆくとき、医療のフロントは、患者さん自身の生活の場（家庭と職場）、そして町医者の診療の場になってゆくことでしょう。そのような大きなパラダイム転換の時が来ることを予告してくれた上村さんのご冥福《めいふく》を、改めて祈らせていただきたいと思います。

2 予測・予防医療で在宅が変わる

「経過観察」が当たり前だった自分から

皆さんは、「在宅医療」と聞くと、どんなことをイメージされるでしょうか。

病院に通えない重病の方、足腰が立たなくなった寝たきりの方がやむを得ず過ごすのが在宅医療の現場……。かつての私（藤《とう》）も、そんなイメージを持っていました。

しかし、在宅医療においても、予測・予防医療で実践できることがたくさんあるのです。


二〇〇八年一一月、私は、現在勤務しているクリニックで働き始め、主に在宅医療に携《たずさ》わることになりました。ところが、その前は、大学病院や国立病院などで内科医として入院患者の診療を行っていました。病院では「病気を治すのが医者の仕事」という考え方が当然のように存在していて、私の中にも「患者さんが病気になれば治療をするが、それまでは経過観察する」という一般的な考え方が強く染《し》み込んでいたのです。そして、そのやり方を在宅医療の現場でも当然のように続けていました。

在宅の現場で「経過観察」をしたら……二人の患者さんとの出会い

しかし、あるとき、「本当にこのままのやり方でいいのか」と、私の医療への向き合い方を問い直すような在宅患者さんとの出会いを経験したのです。

山本明子さん（七〇代女性）は、肺気腫《はいきしゅ》のご主人と二人暮らしで、私は週に一回、お二人を訪問していました。

山本さんは胃のもたれを訴《うった》える以外に特に大きな病気を抱《かか》えていたわけではありませんが、食欲がなく、とても痩《や》せていました。動けなかったわけではありませんが、疲れるからと、一日のほとんどの時間をベッドの上で過ごされていました。

山本さんに胃瘻《いろう》からの経管《けいかん》栄養（口からの食物・水分の補給が困難な場合、胃壁《いへき》と腹壁《ふくへき》に穴を開けてチューブを取り付け、外から直接胃に栄養剤などを注入する治療法）や中心静脈栄養（太い血管にカテーテルを挿入《そうにゅう》し、そこから高濃度の栄養を点滴で補給する）を勧《すす》めましたが、拒否されてしまい、私は積極的な栄養状態の改善への努力は難しいと感じてしまいました。

血圧や脈拍などに大きな問題はなく、血液検査でもたんぱくの低値以外、特に大きな異常を認めない山本さんに、私は「できるだけ食事を摂《と》ってください」と言うだけで、後は基本的に「経過観察」をしているだけだったのです。

そのような中、山本さんの痩せと衰弱はさらに進み、ついに病院に入院することになってしまいました。胃カメラでも特に異常はなく、低栄養状態だけが問題だったのですが、山本さんは病院でも中心静脈栄養の導入を拒否し、最終的に栄養失調のために紹介先の病院で亡くなられました。

「太っている妻の姿を先生にも一度見てほしかった」とおっしゃるご主人の寂《さび》しそうな目が今でも忘れられません。

もう一人の患者さんは、小川哲夫さん（九〇代男性）です。

小川さんは高血圧以外に大きな病気はなく、当初は部屋の中を物につかまりながらゆっくりと歩くことができました。

読書が趣味で、毎日文庫本の小説を読んでいらっしゃいました。以前は近くの書店まで歩いて行って、そこで本を探すのが何より楽しみだったそうです。

私は、毎週、小川さんのお宅を訪問していましたが、小川さんからは特に訴《うった》えもなく、血液検査でもたんぱく質の濃度が低いこと（低栄養状態）以外、大きな異常はありませんでした。

「この程度の異常値は九〇代なら普通のこと。特に訴えもないし、このままで大丈夫」と思っていた私は、小川さんが肺炎や尿路感染症《にょうろかんせんしょう》を起こしたときに抗生剤《こうせいざい》を処方したり、脱水《だっすい》になれば点滴したりする以外、特に新たな治療を行うこともなく、降圧剤のみを処方して「経過観察」を行っていました。

小川さんは麻痺《まひ》もなく、部屋の中なら動けたのですが、もともと動くのが嫌いで一日中ほとんどの時間をベッド上で過ごされていました。食事に関しても、ご家族の「食べています」という言葉を聞いて安心し、それ以上、栄養状態を評価したり、栄養指導を行ったりすることもありませんでした。

しかし、小川さんの痩せと筋力低下は徐々に進行し、ついに完全に寝たきりになってしまったのです。結局、在宅療養が困難となり、本人の希望ではありませんでしたが、施設に入所することになりました。

「病気を治療するのが医者の仕事」という考え方は、現在の医者の中にごく普通に存在する考え方だと思います。それは私の中にもしっかり入り込み、当然のことになっていました。同時に「栄養指導は栄養士の仕事」「褥創《じょくそう》（床ずれ）予防は看護師の仕事」「リハビリはＰＴ（理学療法士）の仕事」というように、栄養や運動の指導を自分から切り離す考え方も自然であり、それらは「医者の責任範囲ではない」と思考停止になっていました。

しかし、その考え方は、病気にならなければ、ただ漫然と「経過観察」することにつながります。その結果、山本さんも小川さんも徐々に衰弱し、最終的に「寝たきり」の状態になってしまったのです。

もっと早い段階で、食事や運動の改善に取り組んでいただいていたらと思うと、後悔と残念な想いでいっぱいです。

主導権を取り戻して元気になった在宅患者さん

しかし今、私たちは、在宅医療の現場においても、予測・予防医療という新しい医療に挑戦し始めています。

身体所見や検査所見の推移、ライフスタイルから、これから患者さんに何が起こるかを「予測」し、栄養療法や運動療法を中心に、患者さん自身ができることに積極的に取り組んでいただくことによって、その病気を事前に「予防」し、健康長寿《ちょうじゅ》をめざしてゆけるのです。

ここで、在宅医療の現場で予測・予防医療を実践することによって、患者さんが自らの健康に主導権を取り戻し、本当に元気になった症例をご紹介したいと思います。

加藤和代さん（八〇代女性）は、初診時には非常に痩《や》せていて栄養状態が悪く、衰弱してほぼ一日中ベッドの上で過ごしている状況でした。

このままだと完全に寝たきり状態になることが予測されたことから、まずは栄養補助のためのドリンク剤と卵を毎日二個しっかり摂《と》っていただき、栄養状態の改善を図《はか》りました（卵は人体に不可欠な必須アミノ酸をすべて含む非常に良質なたんぱく源です）。

ある程度栄養状態が改善した後で、筋力トレーニングとして、毎週の往診《おうしん》のときにベッドからの立ち上がり運動を行い、ご自分でも取り組んでいただきました。

加藤さんは健康のために自分にできることがたくさんあることに気づき、本当に熱心に取り組んでゆかれました。訪問のたびに笑顔が増え、元気になっていったのです。最近は一人で外出もできるようになり、美容院や近くのパン屋さんにも行っているそうです。先日は女学校時代の同窓会が銀座であり、一人でタクシーに乗って参加できたと本当にうれしそうに語ってくださいました。今では、以前とは別人のように、いきいきとした気持ちで毎日を過ごされています。

また、高野良子さん（八〇代女性）は、六〇歳まで九州で小学校の教師を勤《つと》めた後、息子さんと同居するために東京に来られた方です。高血圧のため、数年前まで当クリニックに外来通院されていましたが、加齢に伴《ともな》い徐々に下肢《かし》の筋力低下が進み、通院が困難となったため在宅診療に切り替えられたのでした。

高野さんは偏食《へんしょく》があり、肉はほとんど食べず、炭水化物に偏《かたよ》った食事でした。食べる量も非常に少なかったため、たんぱく質・ビタミン・ミネラルの不足、エネルギーの不足が顕著《けんちょ》で、顔色も悪く痩せていました。

デイサービスも嫌いで、ほとんど部屋から出ることはなく、トイレに行くとき以外は一日中一人でこたつの中でじっとしているような生活を送っていらっしゃいました。

そのままの状態が続くと、寝たきりとなることが予測されたので、まずはたんぱく質とエネルギー補充が必要と考え、栄養補助のためのドリンク剤と卵を毎日二個摂取《せっしゅ》していただくことにしました。さらに、細胞でエネルギーをつくり出すのに不可欠なビタミンB群も大量に補充していただいたところ、毎日入っているヘルパーさんからも「高野さん、本当に元気になったね」と言われるほど、明らかに活気が出てきたのです。

本人も力が出るようになったことを自覚されて、「今年は一〇年間行っていない故郷へ墓参りにぜひ行きたい。よぼよぼしたところは生徒たちには見せられない」と目標を持ち、頑張《がんば》って食事を摂っていらっしゃいます。今後は、筋力トレーニングにも取り組んでいただきたいと思っています。

家族のような気持ちで、希望と絆の蘇りを願って

このように、患者さん自身が主導権を取り戻し、十分な栄養補給と適度な運動に取り組むことによって、衰弱していた在宅の患者さんも本当に元気になってゆかれます。

私たちは、人生のどのステージにあっても、自然治癒力を十分に発揮できる環境を整《ととの》えれば、本当に元気な身体を手に入れることができることを、多くの患者さんから教えていただいています。

しかし、栄養や運動によって、ただ延命を果《は》たしたいというわけではありません。私たちがめざしているのは、お一人お一人の「希望と絆《きずな》の蘇《よみがえ》り」です。そのために、在宅医療の現場でお会いする患者さん――長い人生を歩んでこられたその方への畏敬《いけい》の念を忘れず、家族の一員のような気持ちで、心を開いて出会わせていただくことが

何よりも大切だと感じています。

患者さんに、ご家族との絆、また医療者との絆を実感していただくことがどれほど大切でしょうか。その上で、患者さんが自らの健康に対する主導権を取り戻し、食事の改善や運動に積極的に取り組むことにより、心も身体も元気になって「生まれてきてよかった」「人生を生きてきてよかった」と思っていただける在宅医療が実現するのだと思います。

そのような在宅医療をめざして、何よりも一人ひとりの患者さんのために、日々、予測・予防医療を実践してゆきたいと思っています。

3 まずは寝たきり予防から始めよう

今までなぜ「予測・予防医療」が実現しなかったのか――一医療者の実感から

予測・予防医療の考え方を導入してから、私たちのクリニックの外来診療や在宅医療はそれまでとすっかり変わりました。

その中心は、「健康を守るための主導権は患者さん自身にある」という「主導権医療」であります。現在の病気を治療することだけでなく、「このまま行ったらどうなるか」を常に「予測」し、患者さん自身にメンタルな部分の変革やライフスタイルの変革に主体的に取り組んでいただくことによって、積極的に病気を「予防」してゆくことの可能性の大きさを、ますます強く実感するようになりました。

では、なぜこれまで私たちは予測・予防医療ができなかったのでしょうか。

それには、大病院を中心とする現在の研修システムも大きく影響していると思います。私（藤）も何百床もある大病院で医者としての研修を受けました。研修医は基本的に重篤《じゅうとく》な病気を持つ入院患者さんの担当となり、日々その治療を行うことに専念します。その患者さんが良くなれば、また次の患者さんが入院してきて、その治療に追われます。入院治療によりいったん良くなった患者さんが、また再発しないように、その原因となっている食事や運動の改善を丁寧《ていねい》に指導するような機会はほとんどありませんでした。せいぜい、「食事に気をつけてください」「運動も大切です」とお伝えするのが関の山でした。

そのような中で、自然に「病気になった人を治療するのが医者の仕事」という強固な信念が私に根づいていったように思います。また、「重篤な患者さんを治療することができる医者が優秀な医者である」という考えも医療者の間に広がっていて、私自身、それを競《きそ》い合うようなところもありました。自ずと、より「優秀な」医者として評価されるために、重い病気を治療できる医者になるための知識や技術の習得にエネルギーを注《そそ》いでゆくことになりました。

そんな中で、病気を予測・予防しても他人からは評価されず、保険制度上も予測・予防は診療点数にはつながりません。これまで予測・予防医療が行われてこなかったのは、ある意味で当然だったかもしれません。

また、重い病気の場合は、患者さんは医者に委《ゆだ》ねなければならない部分が多くなりますので、「病気を治療する主導権を持つのは医者」という考えがどうしても強くなります。私も、かつては患者さんに対して「あなたを治療するのは私（医者）で、あなたにできることは特にない」というメッセージを無言のうちに伝えていたように思います。無自覚のうちに、患者さんから健康を守る主導権を奪《うば》っていたのです。

今こそ、これまでの医療を超えて、予測・予防医療へのパラダイムシフトを起こし、患者さんに主導権を取り戻していただく時が来ていると、私たちは確信しています。

「寝たきり」になる原因を知ろう

「将来の病気の予防」を考えるとき、私たち日本人にとって切実なテーマが「寝た

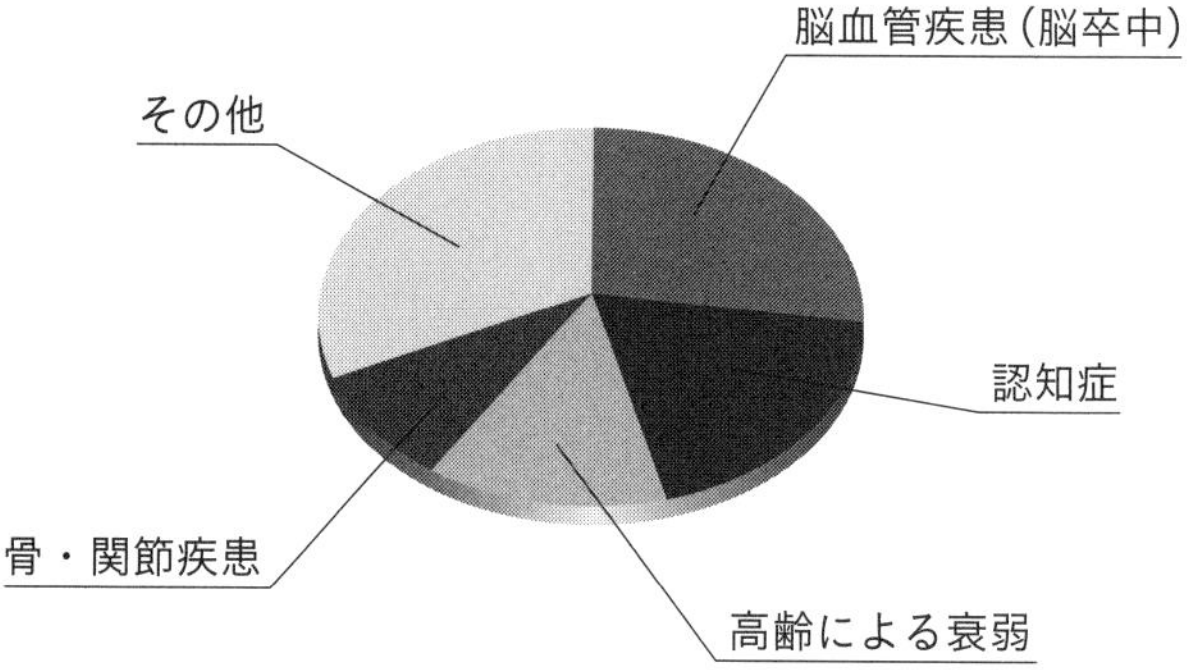

図1-1　65歳以上の人の要介護（ほぼ「寝たきり」）の直接原因

きり」の予防ではないでしょうか。

日本人女性の平均寿命は二〇一〇年までで二六年連続世界一でした。二〇一一年は八五・九歳で、香港に次いで二位、男性も七九・四四歳で世界八位と、日本は世界有数の長寿国《ちょうじゅこく》です。人生五〇年と言われた時代を考えれば、私たち日本人は今、本当に長く人生を歩むことができるようになりました。

しかし、自立して生活できる期間である「健康寿命」は、そこまで延《の》びていないのが現状です。平均寿命から健康寿命を差し引いた「不健康期間」は、男性で約九年、女性は約一三年で、日本人は男

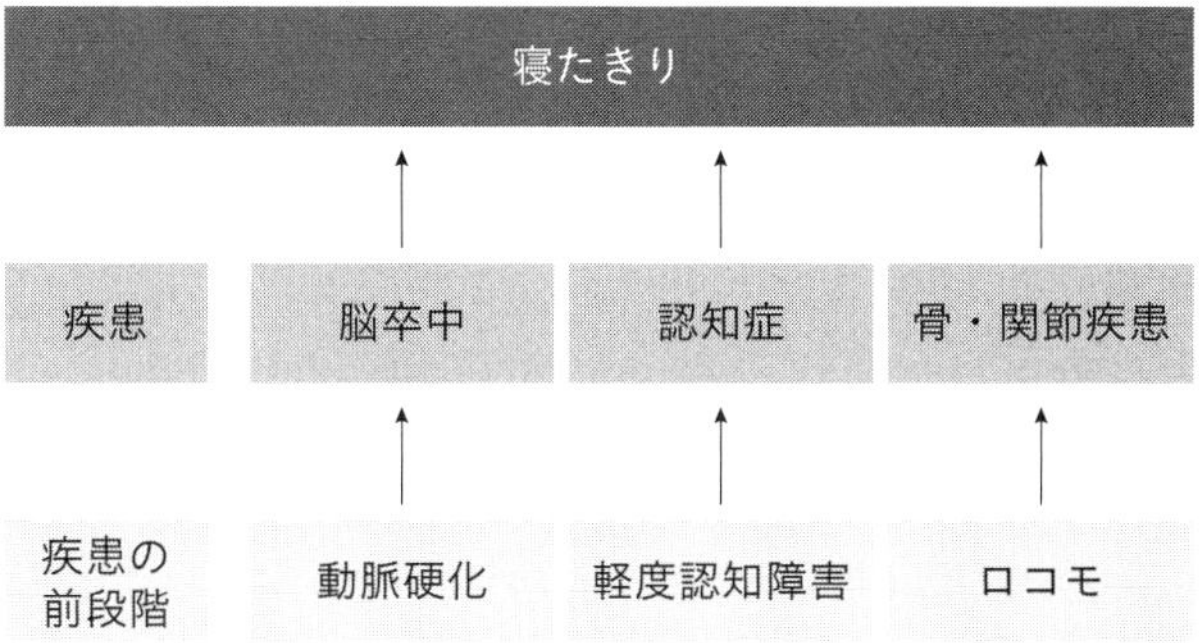

図1-2　寝たきりの前段階で予測・予防する

女とも約一〇年は、「寝たきり」に近い状態で人生の最後の時間を過ごしていることになります。

厚生労働省の国民生活基礎調査（平成二二年度版）によると、六五歳以上の人の要介護の直接原因（ほぼ「寝たきり」の直接原因）は、図1－1のように、一位が脳卒中、二位が認知症、三位が高齢による衰弱、四位が関節疾患《しっかん》、五位が骨折・転倒と続いています。

老衰《ろうすい》を別にすれば、脳卒中と、四位と五位を一緒にした骨《こつ》・関節疾患、そして認知症の三つが寝たきりの主な原因であり、寝たきりの予防のためにはこの三つの病気を予防することが非常に重要であることがわかります。

寝たきりと言っても、事故などの場合を除いて、突然寝たきりになるわけではありません。寝たきりを引き起こす疾患があり、その疾患の前段階の状態があります。

寝たきりの直接原因となる疾患——例えば「脳卒中」はその前段階に「動脈硬化」があり、「認知症」はその前段階に「軽度認知障害」があり、骨・関節疾患はその前段階に「ロコモティブシンドローム」（加齢や生活習慣が原因で足腰の機能が衰《おとろ》える状態。以後ロコモと略）があります（図1－2参照）。寝たきりにならないために、それらの疾患の前段階で予測・予防することが大切なのです。

第2章以降でそれぞれの病気の予測・予防についてご紹介しますが、ここで簡単に触《ふ》れておきたいと思います。

「寝たきり」の予防その1——骨・関節疾患の予測・予防

骨《こつ》・関節疾患《しっかん》の予防のためには、前段階としてのロコモの段階から積極的に予測・予防に取り組むことが大切になります（詳しくは第2章参照）。

ロコモは高齢者だけではありません。実はロコモの初期症状は四〇～五〇代から始まる人が多いのです。女性なら更年期を迎えて女性ホルモンの分泌《ぶんぴつ》が減り、骨が弱くなるのもこの頃からです。頭では若いと思っていても、筋肉は想像以上に衰えており、そのギャップが思わぬ事故を引き起こします。特に下肢《かし》の筋力は早くから衰えが始まり、転倒事故を引き起こす可能性があるので注意が必要です。

当院では、主に六〇代以上の患者さんに積極的にロコチェック（ロコモの自己診断ツール）を行い、ロコモの疑いのある患者さんには、開眼片脚立《かいがんかたあしだ》ちやスクワットなどのロコトレ（ロコモを改善するための運動）に取り組んでいただいています。ロコトレに加えて、卵やレバーなど人体に吸収されやすい良質なたんぱく質をしっかり摂取《せっしゅ》することも下肢の筋肉をつけるためには大切なので、その指導も行っています。

ここで、外来でロコトレに取り組み、本当に元気になられた患者さんの事例をご紹介しましょう。

北野宏さん（六〇代男性）は、高血圧で私たちのクリニックに通院されている、笑顔が素敵な患者さんで、つい最近まで高校の社会科の先生をされていました。

私は、北野さんに関しては全くロコモの心配はしていなかったのですが、看護師から「六〇代なのだから北野さんも一度ロコチェックをしてはどうか」と言われ、取り組んでいただきました。

すると意外なことに、「片脚立ちで靴下がはけない」にチェックが入り、立派なロコモであることがわかりました。さっそく開眼片脚立ちとスクワットのやり方を指導し、毎日取り組んでいただくことにしました。

後日、北野さんにロコトレに取り組んでの感想をお聞きしたところ、時間がなく、開眼片脚立ちだけに取り組まれたそうですが、一週間ほどでズボンが片脚立ちではけるようになり、明らかに足の力が強くなったのを実感したそうです。

「三、四日さぼると、明らかに足の力が弱るのがわかるんです。ほんとにこの運動はすごいですね」と言われ、北野さん自身がその効果に驚いていました。

一回三分程度の運動を一日三回行うだけで将来の寝たきりの予防になるのですから、四〇代を過ぎた方はぜひロコチェックに取り組み、一つでも当てはまる方にはロコトレに取り組むことをお勧めします。

ロコモについては第2章に詳しく書かれていますので、ぜひお読みください。

「寝たきり」の予防その2――脳卒中の予測・予防

次に、日本人の寝たきりの三大原因の一つである「脳卒中」の予測・予防についても考えてみましょう（詳しくは第4章参照）。

脳卒中の予測・予防には、動脈硬化の予防が不可欠です。

これについては、まず私（藤）自身の体験をお話ししたいと思います。

私は、二〇〇八年に当院で「ウェルエイジング健診」（＝アンチエイジング健診。第6章参照）を開始するにあたり、他人に説明をする前に、まず自分が受けてみないといけないと思い、実際にこの健診を受けました。

ウェルエイジング健診とは、血管年齢、神経年齢、筋肉年齢、ホルモン年齢、骨年《こつ》齢を測定し、身体のどの部分の老化が特に進んでいるのかを調べる健診です。

私はこれまで大きな病気をしたことはなく、メタボでもないですし、何の症状もありませんでしたので、特に問題はないだろうと思っていたのですが、何と血管年齢が六〇歳代と実年齢より二〇歳近く高いという結果が出たのです。

また、血圧やコレステロール値は問題なかったのですが、ホモシステインとHbA1c《ヘモグロビンエーワンシー》の値がやや高めであることがわかりました。

私の父の家系は脳梗塞《こうそく》や心筋梗塞などの動脈硬化による病気で亡くなった人が多く、父自身も六七歳で大動脈瘤《りゅう》破裂で亡くなりました。父は大動脈瘤以外にも脳梗塞と狭心症を患《わずら》っていましたが、それでもお酒と煙草《たばこ》は最後までやめませんでした。

私はお酒をたしなむ程度で、煙草は二〇年以上前にやめていたので、「私は父とは違うし、大丈夫だろう」とずっと思っていました。ですから、動脈硬化の検査を受けたことなどそれまで一度もなかったのです。

しかし、ウェルエイジング健診の結果を見て、「自分は大丈夫」というのが本当に誤った思い込みだったと痛感しました。

考えてみれば、父方の遺伝子をしっかり受け継いでいるのに、運動もほとんどせず、食生活においては野菜の摂取《せっしゅ》も不足していましたし、甘いものが大好きでほとんど毎日のように洋菓子を食べていました。患者さんには生活指導をしているのに、自分のライフスタイルの改善には本当に無頓着《むとんちゃく》でした。

　このままの生活を一〇年、二〇年と続けていたら、それこそ医者の不養生《ふようじょう》で、私も父のように脳梗塞や狭心症になる可能性は十分あるということがわかりました。

　それからは、動脈硬化に予防的にはたらくＥＰＡ・ＤＨＡを多く含む青魚や、イソフラボンを多く含む大豆製品を多く摂《と》り、甘いものをできるだけ減らすように心がけました。

　また、ホモシステイン値を下げるはたらきのあるビタミンＢ群のサプリメントや抗酸化サプリとしてビタミンＣやビタミンＥも摂るようになりました。

　週末には早朝テニスも始めた結果、血管年齢は順調に下がり、年齢相応《そうおう》の動脈硬化の状態に戻すことができたのです。この経験から、動脈硬化の予防における食事や運動などのライフスタイル改善の大切さを、私は身をもって痛感しました。

　動脈硬化は、初期は痛くもかゆくもないので、検査をしなければなかなか気づくことができません。動脈硬化、脳卒中、引いては寝たきりを予防するために、四〇代になったら、「予測」のために、一度はウェルエイジング健診を受け、自らの健康状態を把握《はあく》することが大切だと実感しました。

脳卒中の予防は、第４章でさらに詳しくご紹介します。また、もう一つの寝たきりの原因である認知症の予防については第３章をお読みください。

寝たきりにならず、最期までいきいきと天寿《てんじゅ》を全《まっと》うすること――。それは誰《だれ》もが願うことだと思います。しかし、ここまで読まれてもうおわかりだと思いますが、それを実現するのは医者ではありません。医者はあくまでもサポーターであり、皆さん一人ひとりに主導権があります。今、私自身もそのことを強く実感しています。

本書は、健康に関する「主導権」を奪回し、予測・予防医療の実践によって一〇〇歳まで元気に過ごしたいと願うすべての方々のために、その実践の一助になることを願って、私たち医療者の今までの痛みを土台として書かれたものです。

これから続く各章には、その実践のために必要な情報が満載《まんさい》されています。では、ここよりその一歩を始めてゆきましょう。

第2章

骨・関節疾患による寝たきりの予測と予防

大脇千代美（1・2）
武末希子　（3・4）
馬渕茂樹　（監修）

1　ロコモティブシンドロームとは

ロコモとの遭遇

私（大脇）は五〇代の看護師です。その日は突然やってきました。

在宅診療で患者さんのお宅を訪問しているドクターと一緒に車で移動していたときのことです。

患者さんのお宅に車が間もなく到着というときに、私が持っていた在宅診療用の携帯電話が鳴りました。電話に出て対応している最中に患者さんのお宅に車が到着したので、在宅診療の荷物を抱《かか》えて車を降りたつもりが、歩道に叩《たた》きつけられるように倒れ込んでしまったのです。

何が起きたのかと言えば、足元にあった傘《かさ》に足を取られ、持っていた荷物ごと転倒してしまったのでした。

ズボンをはいていたので、擦《す》り傷と内出血ですみましたが、よくよく見てみると、内出血がひどく、かなりの勢いで倒れ込んでしまったことがわかりました。

また後日、歩きながら携帯電話のメールをチェックしていたとき、横断歩道の段差に気づきながらも、その高さの目測《もくそく》を誤って派手に転《ころ》んでしまいました。

読者の皆さんは、私のことを「よほどそそっかしい人だな」と思われると思います。しかし、私は看護師という仕事柄もあり、日ごろからよく歩き、動き回ること、走り回ることには自信を持っていたのです。

幼い頃は「おてんば娘」と言われるほど動き回り、身体を動かすことは好きでした。大抵のスポーツもそれなりにうまくこなし、自慢は「体力」でした。

それだけに傘や段差につまずいてバランスを崩《くず》し、いとも簡単に倒れてしまったことは、私にとっては衝撃でした。「なぜこんなことになってしまったのかしら……」とショックを隠《かく》せませんでした。「携帯電話に集中していたから、足元の傘に気づかなかったんだ」「ただ段差の目測を誤っただけ」と自分を納得させていましたが、実は、傘の存在も段差も見えていたのです。

なぜ頭でわかっているのに身体がちゃんと反応していなかったのか。実は、これが「ロコモティブシンドローム」（運動器症候群）という症状の一つだったのです。

ロコモって何？

「ロコモティブシンドローム」（以下、ロコモと略）とは、二〇〇七年に日本整形外科学会が「運動器の障害による要介護の状態や要介護リスクの高い状態」のことを示す新たな概念として提案したものです。

最近、テレビ番組や新聞でも「ロコモ」「ロコトレ」などの言葉を見かけるようになり、少しずつその名前が社会に知られるようになってきています。しかし、その認知度は二六％程度であり、まだ耳にされたことのない方もいらっしゃると思います。

私も詳しく知ったのはこの一年半ほどです。当院の馬渕院長が、予測・予防医療の一環として患者さんのロコモのチェック（ロコチェック）を始めたのがきっかけでした。

院長がロコチェックを始めた当初は、「こんな簡単なチェックでロコモというものがわかるの？」と、その意義が十分にわかりませんでした。しかし、ロコモについて知れば知るほど、これは超高齢社会を迎《むか》えた私たち日本人にとって、早急に対処《たいしょ》してゆかなくてはならない大きな問題であることを感じるようになりました。

実際、「ロコモ」になっていないかをチェックすること自体が、「このまま行けばどうなるかを予測」し、寝たきりを引き起こす疾患《しっかん》を「予防」することにつながるのです。本書のタイトルのように、「一〇〇歳まで元気」で過ごすためには、ロコモに対して関心を持って対処することがとても大切なことであることがわかってきたのです。

運動器とは

「ロコモ」を日本語に訳すと「運動器症候群」となります。「運動器」とは、骨・関節・靭帯《じんたい》・脊椎《せきつい》・脊髄《せきずい》、筋肉・腱《けん》・末梢《まっしょう》神経など、身体を支《ささ》え（支持）、動かす（運動・移動）役割をもつ器官の総称です。

これらが連携して身体を自由に動かせるのですが、そのどこかに不調をきたすとお互いに影響を与え合い、日常生活を自立的に営むための必要な動作が困難になってきます。加齢などによって、この骨や関節、筋肉、神経など運動器の機能が低下してくると、「立つ」「歩く」などの動作が困難となり、要介護や寝たきりになってしまうリスクが生じてくるのです。

要介護・寝たきりになる要因としてのロコモ

第1章の要介護の直接原因のグラフ（図1－1、四〇ページ）を覚えていらっしゃいますか。この結果は、私たち医療者にとっても予想外のものでした。

なぜなら、要介護、寝たきりとなる原因として、脳卒中や認知症と同程度の約二割という割合でロコモが原因となっていたからです。

改めて「要介護」となる原因を見てみると、脳血管疾患《しっかん》（脳卒中）（二四・一％）、認知症（二〇・五％）、高齢による衰弱（一三・一％）、関節疾患（七・四％）、骨折・転倒（九・三％）となっており、関節疾患と骨折・転倒の割合を足すと、要介護に至《いた》る約六人のうち一人が運動器の障害が直接の原因になっているのです。

生命に直接関係する脳卒中や、物忘れによって日常生活に支障をきたす認知症は、容易に要介護の状態に移行してゆくことは想像できますが、生命への直接的な影響は少なく、また認識・理解力には問題のない運動器疾患の方々が、これほど多く要介護状態になっていることは大変な驚きでした。

ロコモが進んで要介護、寝たきりになれば、個人の活動が大きく制限されます。認識・理解力はこれまでと変わらないのに、介護・支援がなければ動けない状態となり、意欲の低下をきたし、活動も低下する。そして寝たきりに向かうという悪循環に陥《おちい》る危険性があるのです。

加齢に伴う運動器の変化

ロコモが進行してゆくことは、加齢によって「歩けない」「立ち上がれない」状態に変化してゆくことです。骨、軟骨・椎間板《ついかんばん》、筋肉は年齢を重ねてゆくと、どのように変化してゆくのか、ここで少し見てみましょう。

1　骨

骨は硬くてあまり変化していないように思われがちですが、実はゆっくりと新しく生まれ変わり続けています（新陳代謝《しんちんたいしゃ》）。古い骨を壊《こわ》して吸収し、新しい骨をつくって血液中のカルシウム値を調節し、同時に骨の強度も保っているのです。これは通常、バランスが保たれているのですが、古い骨を壊して吸収するスピードが新しく骨をつくる速度より早くなると、「骨密度《こつみつど》」が減少してきます。

骨密度は骨量《こつりょう》のものさしで、ＹＡＭ（Young Adult Mean：若年成人平均）と呼ばれる指標があります。この指標は、若い人の骨密度の平均を一〇〇％としたとき、その人の骨密度が何％ぐらいになっているかを表します。

日本では、骨量が国内で基準（平均値）とされているＹＡＭ八〇％以上であれば正常で、七〇～八〇％なら骨の強度が衰《おとろ》えてきている状態、七〇％未満になると骨折しやすく骨粗鬆症《こつそしょうしょう》になっている状態と言われています。

骨密度は、二〇歳までは増加し、四〇歳代まではその値が保たれますが、五〇歳以降は低下してゆきます。女性の場合は、閉経《へいけい》を迎《むか》えて女性ホルモンが減少すると、骨密度は急に下降します。

また、加齢によって骨密度が減少すると、骨折のリスクが高まります。高齢者に多いとされる大腿骨頸部《だいたいこつけいぶ》骨折は、年間十数万人が発症していると言われています。

2 関節・椎間板

加齢に伴《ともな》って関節や軟骨は変形し、その量は低下します。

膝《ひざ》関節を使いすぎることによって関節面が壊《こわ》れるとともに、軟骨が骨のように固くなって、関節の周りに骨の棘《とげ》（骨棘《こつきょく》と言います）が見られるようになってきます。これによって、膝痛《しっつう》、腫《は》れ、変形、動きの制限などの症状が出てくるのが、変形性膝関節症《へんけいせいしっかんせつしょう》です。

また、変形性股《こ》関節症は股関節が変形します。原因は、加齢や肥満などによるものと、先天性股関節脱臼《だっきゅう》、亜《あ》脱臼などの様々な疾患に続発するものの二つがあり、日本では、今のところ後者が多くを占めています。しかし、今後は前者が増えることが予測されています。症状は、痛み、可動域の制限、跛行《はこう》（片足を引きずるようにして歩くこと）などがあります。

また、私たちが「背骨」と呼んでいる骨は、七個の頸椎《けいつい》、一二個の胸椎《きょうつい》、五個の腰椎《ようつい》、そして仙骨《せんこつ》からできています。正式には「脊柱《せきちゅう》」と言いますが、その内側に、脳につながる脊髄《せきずい》やそれを取り囲む脳脊髄液《のうせきずいえき》を入れています。

これらの骨は、身体の中心部で軸《じく》として支えており、その一つ一つの骨の間をつないでいるのが椎間板《ついかんばん》です。加齢などにより脊柱管《せきちゅうかん》のスペースが狭くなる脊柱管狭窄症《きょうさくしょう》や、加齢によって椎間板が変性し、神経などを圧迫する変形性脊椎症《せきついしょう》によって、腰背部《ようはいぶ》の痛み、しびれ、跛行、姿勢が悪くなるといった症状が出ます。

3 筋肉

加齢とともに身体の筋肉量も減ってゆきます。これを「筋肉減少症」（サルコペニア）と言います。

約六五〇個ある筋肉の中でも、加齢により足の筋肉量が大きく減少します。腕は、高齢になっても日常生活における活動が減らないので維持されやすいのですが、足の筋肉量は、加齢によって、歩いたり走ったりという身体の移動が少なくなることによって減ってゆきます。

立位《りつい》の保持や歩行には足や背中、そして腹筋の筋力が必要ですが、これらの筋力が低下すると、支《ささ》えるべきときに身体を支えられずに倒れたり、「当然越えられる」と思える障害物を越えることができずに転倒したりすることがあります。

脳は、障害物を認識すると、「障害物を乗り越えるように」と筋肉に指示を出しますが、筋力が指示通りに発揮されない場合に転倒が生じるわけです（冒頭の私の事例がそうです）。

筋肉の量は、二四歳前後をピークとして減少し始め、五〇歳以降はかなり減少します。二〇歳から八〇歳までに平均四〇％減ると言われています。それによって筋力は、七〇～八〇歳では、若い人に対して二〇～四〇％減少すると言われます。

4　運動器の相互関係

骨・関節・靭帯《じんたい》・脊椎・脊髄、筋肉・腱《けん》・末梢神経などの運動器は、単独で動くのではなく、連携したネットワークの中で機能しています。

骨密度の減少や軟骨・椎間板の変形、筋力低下には、神経系の関与も示唆《しさ》されており、これらが互いに影響し合って、運動・歩行機能の低下を引き起こしています。

歩行にはバランス能力も重要ですが、骨・関節、筋肉、神経系のネットワークが連携できなければ、身体のバランスが保てなくなる状況が生まれてしまうのです。

多くの人は、五〇歳以上になって急激に運動器の障害が現れてきます。運動器の変化によって、「骨や関節の病気」「筋力の低下」「バランス能力の低下」の状態をきたし、この三つがロコモの原因となっています。

「国民病」ロコモ――患者数推定四七〇〇万人

また、ロコモが大きな問題となっているのは、ロコモの人が非常に多い点です。

二〇〇九年に東京大学医学部付属病院二二世紀医療センターの吉村典子准教授らの研究で、全国でロコモの推定患者数は四〇歳以上で、四七〇〇万人（男性二一〇〇万人、女性二六〇〇万人）いると報告されました。高血圧の患者さんが約四〇〇〇万人ですので、ロコモが「国民病」と言われていることが納得できると思います。

前述のような疾患《しっかん》や自覚症状がなくても、レントゲンや骨量《こつりょう》測定によって四〇歳から骨や関節の変化や変性が始まっていることが明らかになっていて、四〇歳以上の男女の五人に四人までがロコモ及びその予備軍と言われているのです。

それにもかかわらず、一般の方が要介護、寝たきりになる原因の多くを占める脳卒中や認知症に対して心配するほど、運動器疾患のことは心配なことの上位には上がらないという実情があります。

2　ロコチェック

あなたはロコモ？

四〇歳以上の読者の方は、「もしかしたら私もロコモかもしれない」と思われたかもしれません。ここからは、ぜひご一緒にロコモの有無をチェックし、ロコモ予防のために早期発見してゆきましょう。

ロコモが提唱され、認知度を広める運動が進められているのは、医学的評価と対策が重要だからです。つまり早期発見、早期対策によって予防が可能であるということなのです。これは、私たちにとって大きな希望です。

ロコチェックは、ロコモかどうかが簡単にわかるチェックリストです。日本整形外科学会が出している「ロコモーションチェック」（七つのロコチェック）があり、それに一つでもチェックが入ればロコモが疑われます。まずは、「自分で気づく」ことが何より大切です。皆さんも七つの項目をチェックしてみてください（図2－1）。

1　片脚《かたあし》立ちで靴下がはけない

片脚立ちはバランス感覚を見る代表的なものです。テストではありませんので、日常生活で行う片脚立ちで靴下をはくという動作を取り上げています。片脚で立つということは、両脚で立つより支持基底面《しじきていめん》が小さくなり、難しくなります。これが可能になるには、脚の筋力やどのように筋肉を使う必要があるのかなどの様々な情報が必要になります。ただこのとき、転倒にはくれぐれも気をつけてください。

2　家のなかでつまずいたり滑ったりする

上げた足が実際には思ったほど上がっていないために起こる場合が多くあります。身体の柔軟性がなくなり、硬くなっていたり、筋力が衰えていたりすると起こります。脊柱管狭窄症《せきちゅうかんきょうさくしょう》が起きていて、足につながる神経がうまく働かない場合もあてはまりま

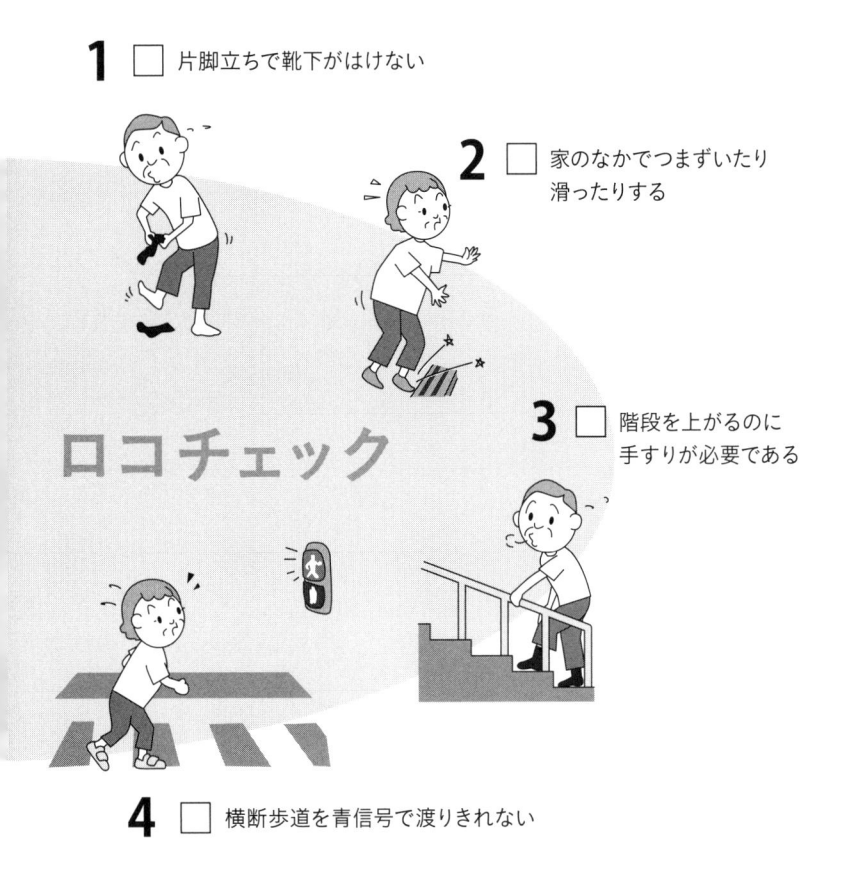

ロコチェック

1 □ 片脚立ちで靴下がはけない

2 □ 家のなかでつまずいたり滑ったりする

3 □ 階段を上がるのに手すりが必要である

4 □ 横断歩道を青信号で渡りきれない

ひとつでも当てはまれば、ロコモである心配があります。今日からロコモーショントレーニング(ロコトレ)を始めましょう!

ロコチェックで思い
あたることはありますか？

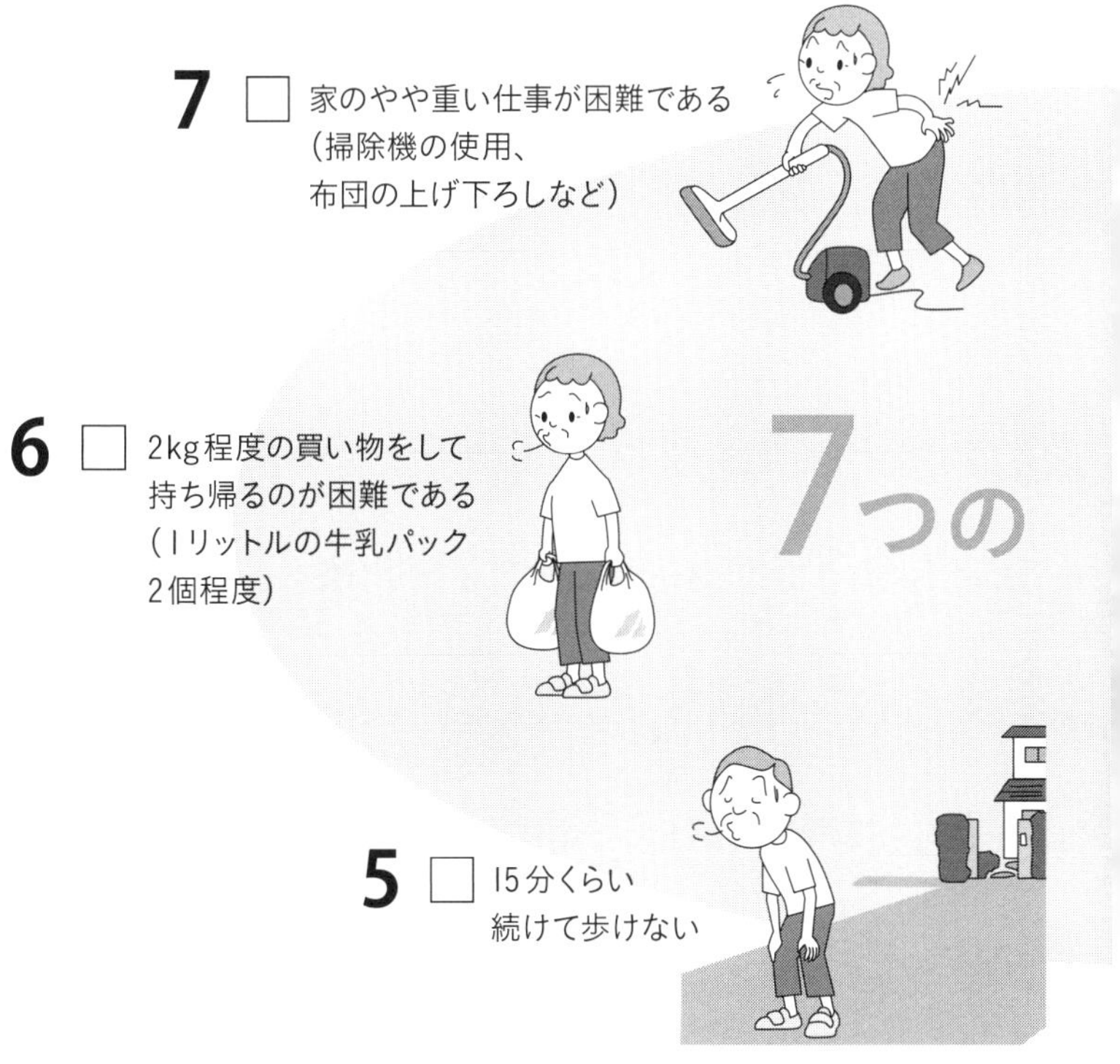
7 □ 家のやや重い仕事が困難である
（掃除機の使用、
布団の上げ下ろしなど）
6 □ 2kg程度の買い物をして
持ち帰るのが困難である
（1リットルの牛乳パック
2個程度）
7つの
5 □ 15分くらい
続けて歩けない

図2-1　7つのロコチェック

（日本整形外科学会「ロコモパンフレット」より）

ロコチェックは、ロコモーションチェックの略です。運動器や介護予防に関する研究の進歩にあわせて、今後、項目が変更されることがあります。

す（先の私の横断歩道の段差の事例は、これに近いものです）。

3　階段を上るのに手すりが必要である

階段を上るのは、身体を持ち上げて押し上げる動作になります。これは太ももとふくらはぎの筋肉の力により、膝《ひざ》にかなりの負担が生じます。下肢《かし》の筋力低下、バランス能力の低下、膝、股《こ》関節などの状態を見ます。

4　横断歩道を青信号で渡りきれない

限られた時間内に決まった短い距離を歩けないということは、歩く速度が人よりかなり遅いことになります。歩行速度が遅くなる理由に、足の蹴《け》る力の衰え、バランス能力の低下があります。ゆっくり歩くことは悪いことではありません。転《ころ》ばないためにも必要なことです。ここでのポイントは、歩行速度が遅い場合、足腰が弱っているサインの一つである、ということです。

5　一五分くらい続けて歩けない

これは、筋力、関節の痛み、あるいは循環器や呼吸器などの問題でもありますが、脊柱管狭窄症の特徴的な症状の一つでもあります。長く続けて歩いていると足がしびれたり、痛くなって立ち止まってしまう。でも、少し休むと歩くことができるようになります。この症状は、脊柱管狭窄症のほかに、下肢の動脈が閉塞《へいそく》して起こる閉塞性動脈硬化症の場合があり、注意が必要です。この症状があるときは、医療機関で診断を受けていただいた方がよいと思います。

三〇〜四〇歳代の方は、倍の三〇分を想定してみましょう。

6　二キログラム程度の買い物をして持ち帰るのが困難である（一リットルの牛乳パック二個程度）

私たちが足腰の状態を自覚するのは、多少なりとも足腰に負担がかかる姿勢や運動をしたときです。歩行時には、体重の約三倍の負担が膝にかかります。

三〇〜四〇歳代の方は、倍の四キログラム程度の荷物を想定してみましょう。

7　家の中のやや重い仕事が困難である（掃除機の使用、布団《ふとん》の上げ下ろしなど）

前かがみの姿勢では、直立した姿勢の約二倍の負担が腰にかかります。

いかがですか。一つでもチェックが入ると、ロコモが疑われます。

ロコモの三大原因は、「骨や関節の病気」「筋力の低下」「バランス能力の低下」です。たとえチェックが入らなくても、「最近、筋肉が落ちてきた」「転びやすくなった」などの心当たりのある方は、「ロコモ」の入口にいることを自覚しましょう。

ロコモの三段階

ロコモの重症度は「歩行がどのくらいできるか」という機能障害の程度で判断します。ロコモは、その予備軍から、軽症、中等症、重症という三段階に分けています。

軽症：自分で歩くことが可能で日常生活への影響がない（あっても軽度）
中等症：歩行に杖《つえ》などの補助具が必要であって、生活への影響が中等度ある
重症：歩行に手助けが必要になる

ロコモにならず、ロコモから脱出する

ロコチェックにチェックが一つ以上入った方は、ロコモの心配があると判断されます。

ここで注意が必要なのは、ロコモ対策は、単なる運動不足対策とも違うという点です。何でもかんでも運動をすればよいというわけではなく、不足してもやりすぎてもいけないのです。つまり、その方に合った運動をすることが大切だということです。

すでに何らかの運動器の症状のある方は、まず整形外科で診察を受け、どのような運動をしたらよいのかの指示を頂いてください。

そこまでではないという方は、ロコモーショントレーニング（通称「ロコトレ」）をしてみましょう。症状に合わせたバリエーションがありますので、あなたの身体の状態に合ったロコトレをやってみてください。

ロコトレの実際

1　開眼片脚立《かいがんかたあしだ》ち（図2―2）

開眼片脚立ちは、文字通り、眼を開いた状態で片脚で立つことで、主にバランスをとる力を高める運動ですが、片脚で体重を支《ささ》えるため、よい筋肉トレーニングにもなります。これを一回一分ずつ、左右で二分、一日三回行います。このとき、足を高く上げすぎたり、身体を傾けたりすると転倒の危険が増すので気をつけてください。

心配な方は、必ず椅子《いす》や机などをつかみながら実施してください。一分間立っていられることを目標とします。

膝《ひざ》や腰の痛みがある場合は、痛みが増えない程度に行います。ただ、運動によって痛みが強くなり、それが数日続く、という場合は整形外科を受診してください。

転倒しないように、
必ずつかまるものが
ある場所で行いましょう。
床に着かない程度に
片足を上げます。
左右１分間ずつ、
１日３回行いましょう。

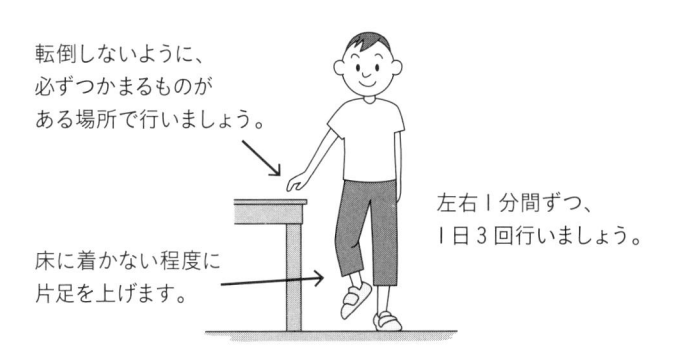

●支えが必要な人は、医師と相談して机に手や指をついて行います。

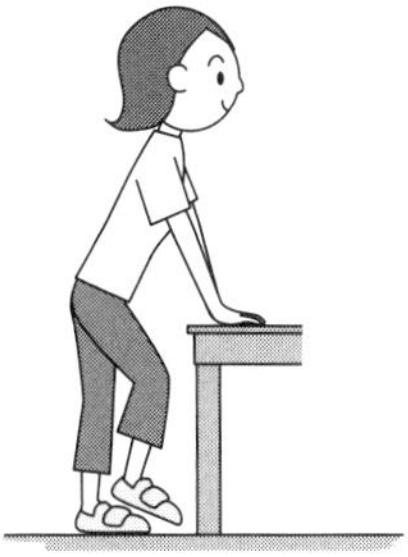

机に両手をついて
行います。

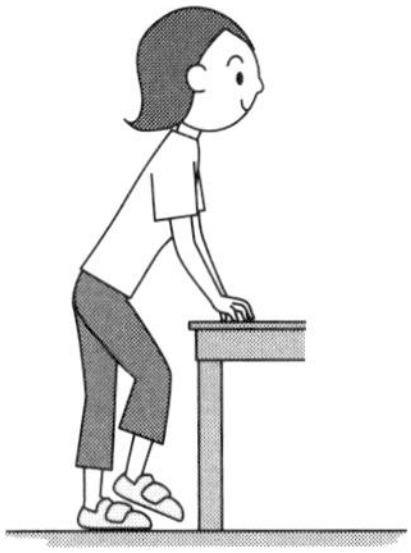

指をついただけでもできる人は、
机に指だけををついて行います。

図2-2　開眼片脚立ち

（日本整形外科学会「ロコモパンフレット」より）

人工股《こ》関節、人工膝関節の手術後でも、インプラントのゆるみなどがなければ、実施して大丈夫です。

2　スクワット（図2－3、七四～七五ページ）

スクワットは、下肢筋力の増強にきわめて効果の高い運動です。トレーニングの王様とも言われるくらいです。

できれば、膝から下が床面に垂直に近いまま動かさないくらいの意識で行います。膝から下が直立し、膝から上の動きだけでスクワットするイメージです。

椅子の前に立って、椅子に座ってみてください。立った状態から椅子に腰かける動作を数回繰《く》り返し、その次に、座りきらないで途中で止め、また立ち上がる、という感じです。さらにこれをゆっくり行います。

腰を下ろすのに五～六秒、上げるのにまた五～六秒かけます。息は止めません。これを五、六回繰り返し、それを一日三セット行います。

もし膝に痛みなどが生じる場合は、スクワットの姿勢を点検してみてください。膝が九〇度まで曲がることが目標ですが、それより浅くても大丈夫です(ハーフスクワット)。これでも痛みが生じる場合は、整形外科を受診することをお勧めします。

また、独《ひと》りで歩くことが難しく、杖《つえ》やシルバーカーなどが必要な場合、机などに手をついて片脚立ちをしたり、スクワットをします。何かにつかまっても立てない場合は、椅子に腰かけた状態から、腰を浮かせるだけでもかまいません。

片脚立ち、スクワット以外にも、ウォーキング、ジョギング、水中運動、ラジオ体操、太極拳《たいきょくけん》など、無理をしない範囲でご自分に合った運動を継続的に実施しましょう。

当院の取り組み――ロコモを「見える化」し、患者さんの意欲につなげる

日本整形外科学会が出したロコチェックは、たった七項目の質問で診断でき、当クリニックでもロコモの有無を知るために使っています。

しかし、患者さんにロコトレを実施していただいても、効果が出ているのか、ロコモの程度が数値化されていないため、患者さんの主観に頼って効果を計るしかありませんでした。

机に手をついてスクワット

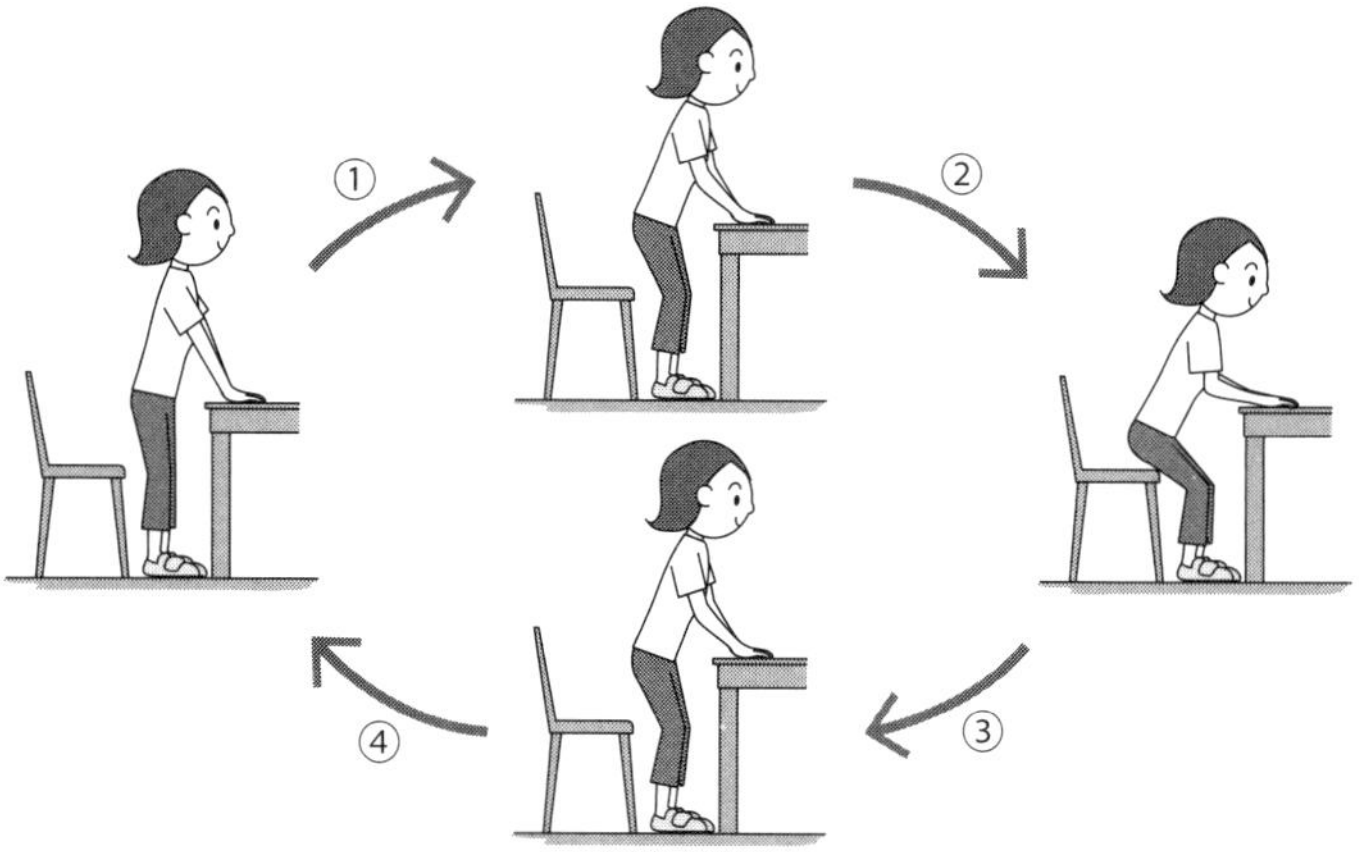

支えが必要な人は、医師と相談して机に手をついて行います。

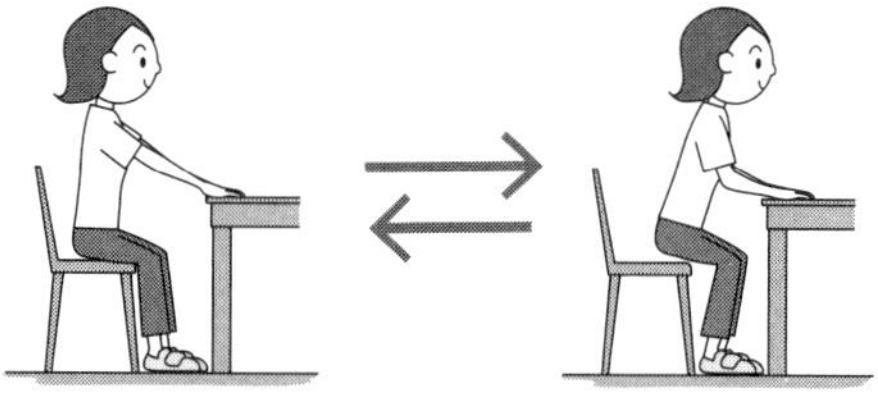

スクワットができないときは、椅子に腰かけ、机に手をついて、
腰を浮かす動作を繰り返します。

椅子に腰かけるように、お尻をゆっくり下ろします。
お尻を軽く下ろすところから始めて、
膝が曲がっても90度を超えないようにします。

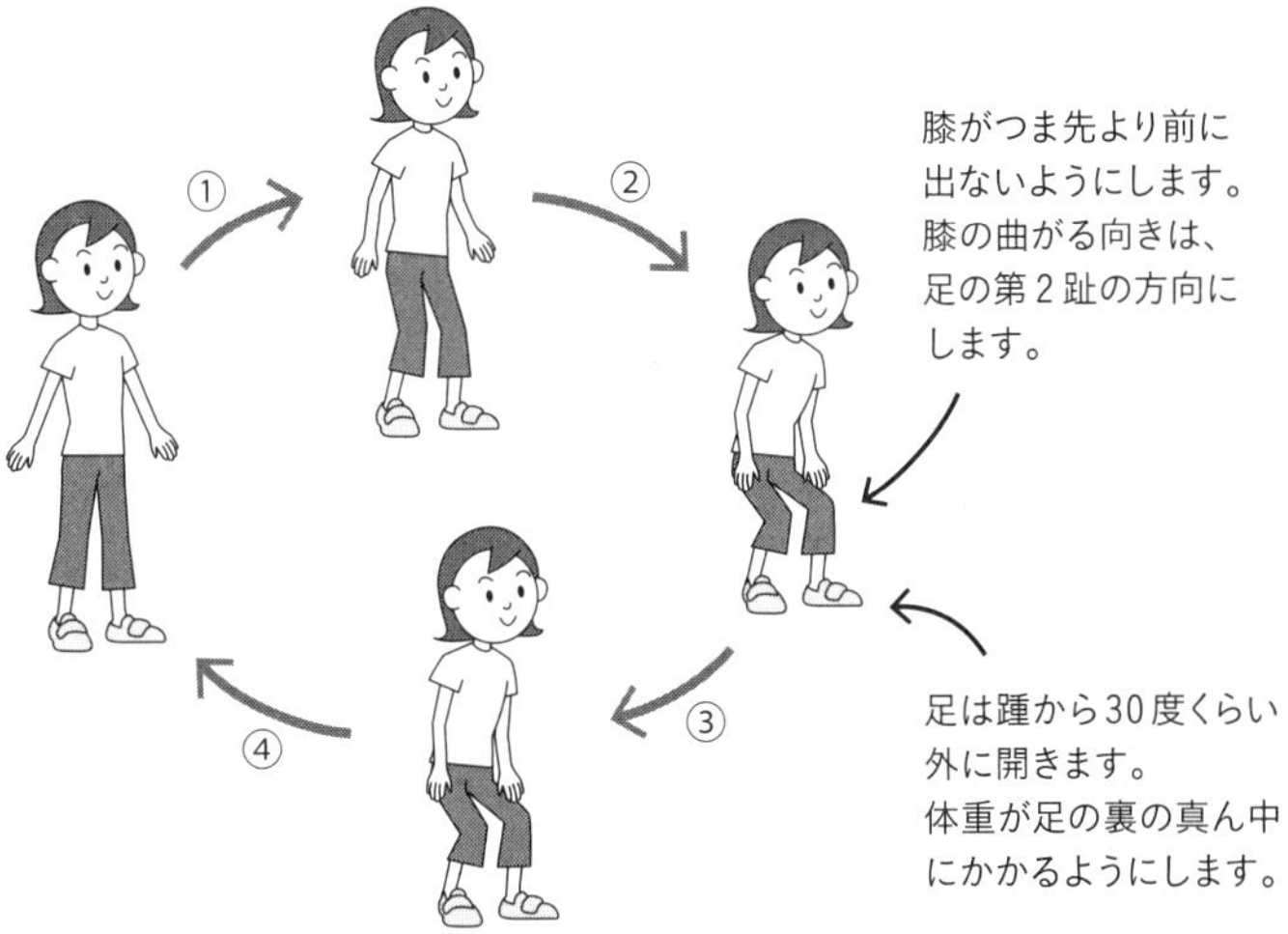
①
②
③
④
膝がつま先より前に
出ないようにします。
膝の曲がる向きは、
足の第2趾の方向に
します。
足は踵から30度くらい
外に開きます。
体重が足の裏の真ん中
にかかるようにします。

安全のために椅子やソファーの前で行いましょう。
深呼吸をするペースで5〜6回繰り返します。
これを1日3回行いましょう。
痛みを感じた場合は、お尻を下ろし過ぎないようにしたり、
机などを支えに使ったりしてみて下さい。

図2-3　スクワット

（日本整形外科学会「ロコモパンフレット」より）

そこで、よりロコトレの効果を患者さんも医療者も実感し、患者さんにトレーニング継続の意志を持続していただくために、当クリニックの馬渕院長が考案したのが、ロコモの程度を測定し、数量化して目に見えるようにした方法、ロコスコア（＝Z）です。

それには二つの検査を用います。一つは、椅子立ち上がりテスト（三〇秒）、そしてもう一つはTUG(Timed Up and Go：タイムドアップアンドゴー)テストです。

まず、椅子立ち上がりテスト（三〇秒）は、高齢者の下肢《かし》筋力の評価のためにつくられたテストで、三〇秒間の椅子立ち上がりの回数を計測します（＝X）。

TUGは、歩行能力や動的バランス、敏捷性《びんしょうせい》などを総合した機能的移動能力の評価で、三メートル先のコーン（目標物）を早歩きで回ってくる時間を測定します（＝Y）。

その二つの計測値を次の式に当てはめて計算します。そして、導き出された数字がプラスならロコモ、マイナスならロコモでない、ということになります。

ロコスコア Z=−0.306758046X ＋ 0.055207427Y ＋ 5.5518457

©医療法人社団トータルライフ医療会

ロコモが改善！——患者さんの事例

さて、当院で、ロコチェックの項目にチェックが入ったお二人の事例を紹介しましょう。

1　橋本敬子さんの場合

当院に関節リウマチと糖尿病で通院中の橋本さんは、七八歳の女性です。

関節リウマチですが、我慢できないほどの痛みではなく、変形もありません。

糖尿病も食事療法でHbA1c《ヘモグロビンエーワンシー》五・五〜五・八％（NGSP値、正常は六・二％以下）と、コントロール良好の状態で、現在、二カ月おきの血液のチェックと漢方の内服を続けていただいている方です。

その橋本さんが「最近、続けて歩けなくなった」と、診察のときに主治医に訴《うった》えてきました。お話をよく伺《うかが》ってみると、ご主人、お孫さんの面倒を見るなど、毎日家事で忙しく動いているとのことでした。

しかし、ロコチェックをしてみると七項目中五項目にチェックが入ったので、外来で、ロコトレ一回三分を一日三回実施するよう指導しました。

そして、二カ月後に来院されたときに再度検査をしました。

ご本人は、「スクワットはかえって具合が悪くなってしまったので、片脚《かたあし》立ちしかできなかったけど、それだけは毎日やった」とのこと。

たったこれだけなのに、TUGは七秒九八が、六秒八一に、椅子《いす》立ち上がりテスト(三〇秒)は、一三回が一八回と改善していました。

ロコスコアは、三・〇から二・〇に改善しており、ご本人も「以前より身体が軽くなった」と明るい笑顔でおっしゃっています。

2　福原由美さんの場合

脂質《ししつ》異常症で内服治療中の福原さんは、六五歳の主婦です。

以前は学校の先生でしたが、六〇歳で定年退職。その後はご主人と息子さんの面倒を見つつ、余暇《よか》を楽しんでいらっしゃいます。

受診時に「最近、足腰が弱ったように思う」との訴えがあり、早速ロコチェックをしてみると一項目にチェックが入り、ロコトレを指導し、毎日実行されました。

二カ月後の受診時に評価をしてみたところ、TUGは六秒五九が五秒八八に、椅子立ち上がりテスト（三〇秒）は一七回が二三回と改善が見られました。

ロコスコアは、一・〇から〇・七へと改善しました。

この数値をお伝えすると、福原さんは「足腰を鍛《きた》えるためにこの運動を続けたい」と意欲を語っていました。

ロコトレをすると、ロコスコアが改善する！

このように、当院の外来の六〇歳以上の患者さんで、同意を得てロコチェックを実施した結果がロコモと判明した一六人にロコトレを指導したところ、二カ月後に一五人の方に改善が見られました（図２－４参照）。

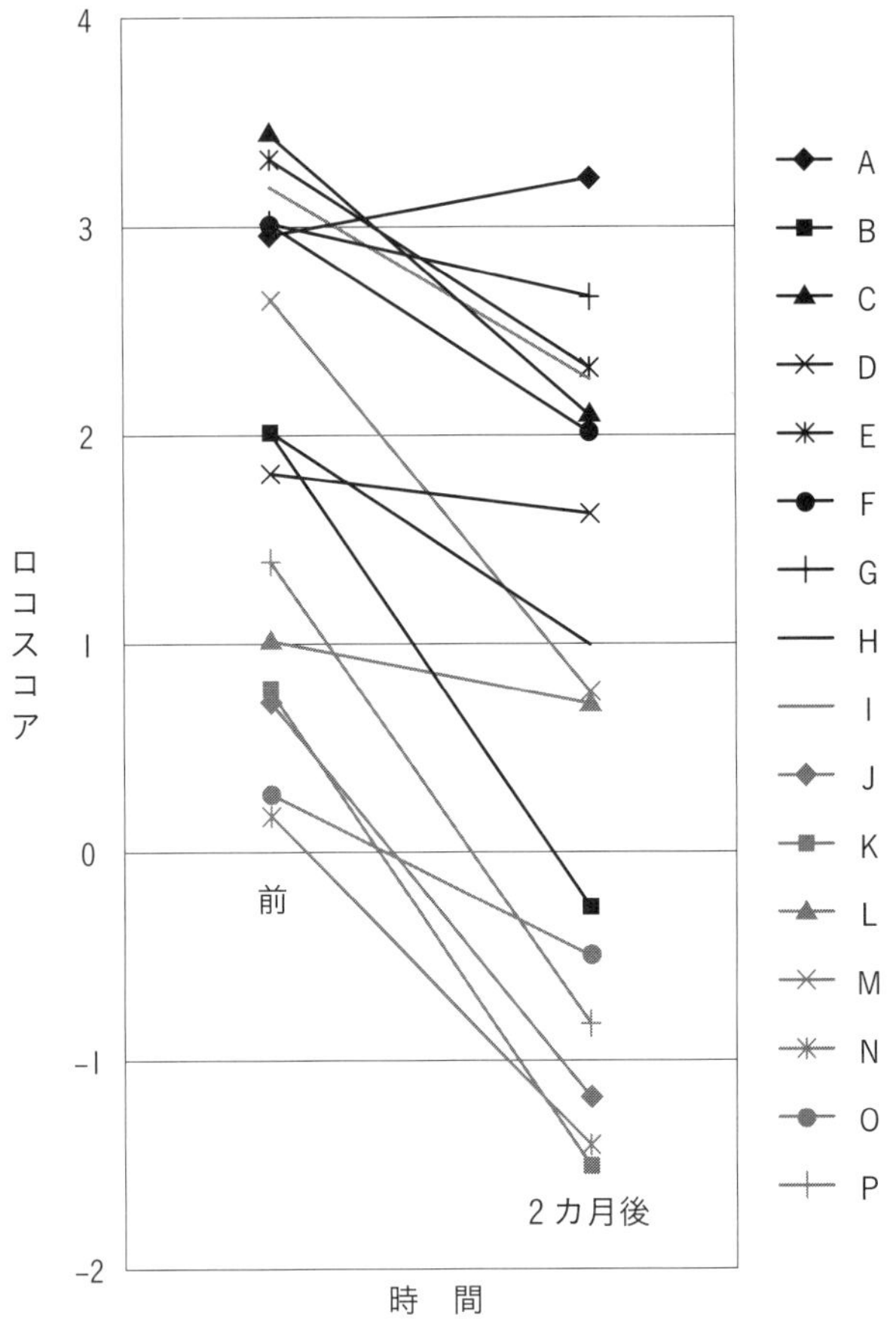

図2-4　ロコトレ実施の前後のロコスコア

（第13回日本抗加齢医学会総会で発表）

この結果を初めて見たとき、私たちは驚き、感動しました。

正直、ロコトレを知ったときに、看護師の私たちも「こんな簡単なトレーニングで、本当に効果があるのかしら?」という想いがあったのですが、現実は予想をはるかに上回っていました。

「このくらいの運動でも、続けてゆけばこんなに効果がある!」

この結果を見て、それが一目瞭然《いちもくりょうぜん》だったからです。

ロコモをこんなにもスッキリと「見える化」できたことには、本当に大きな意義があると思います。ご本人が「やるか、やらないか」によって、これだけはっきりと結果が出るので、患者さんの運動に対する強い動機づけにもなります。

なお、効果のなかったお一人は、すでに変形性膝関節症《へんけいせいしっかんせつしょう》が悪化していた方でした。

このような場合はこのロコトレではなく、別のロコトレが必要だと思われます。

私たちは、日々の外来で、このロコトレを足腰に不安のある方々にお勧めしています。

4　ロコモを予防する食事、栄養について

ロコモと栄養は関係がある

ロコモ対策として、他にも私たちにできることがあります。

それは日常生活での食事（栄養）改善です。ロコモ対策としての食事・栄養療法と言うと、骨粗鬆症《こつそしょうしょう》に対してのカルシウム摂取《せっしゅ》を思い浮かべる方が多いかもしれません。

しかし、ロコモの原因となるのは、骨だけでなく、関節、椎間板《ついかんばん》、筋肉減少症（サルコペニア）や神経障害もあります。ここでは、骨粗鬆症のみならず、これらの症状に対して有効な食事・栄養療法についてご紹介します。

ロコモ改善のために必要な栄養素

1　たんぱく質

たんぱく質は、糖質、脂質《ししつ》とともに三大栄養素と言われ、身体の組織をつくるなど、生命維持のために必要不可欠な栄養素です。中でも必須《ひっす》アミノ酸は身体の中で再合成できないアミノ酸で、食事から摂《と》る必要があります。

ロコモに影響する骨格筋のたんぱく質量は、たんぱく質の合成と分解のバランスによって決まります。サルコペニアは、分解がより多い状態です。

また、高齢者は、骨格筋のたんぱく質合成が低下しているため、より多くたんぱく質を摂る必要があるとの報告もあります。

そして、たんぱく質は摂取量だけではなく、質が重要な役割を果《は》たします。その中でも、主に筋肉において代謝される分岐鎖《ぶんきさ》アミノ酸の中のロイシンというアミノ酸が、より効果的にたんぱく質合成に影響を及ぼすことがわかっています。

分岐鎖アミノ酸が含まれる食品は、大豆、鶏肉《とりにく》、マグロ、たらこ、チーズ、牛乳などです。

たんぱく質には動物性と植物性がありますが、高齢者においては、動物性たんぱく質を摂取《せっしゅ》した方が老化の速度が遅く、病気になりにくいこともわかってきています。ロコモだからと言って運動だけをしていても効果はなく、食事も大切に考え、たんぱく質もしっかり摂ってゆくことが大切です。

また現在、一〇〜二〇代の女性に見られる過度なダイエットなどによる低体重の問題が指摘されています。これは、将来のロコモ患者の予備軍になる可能性が大きいという点でも大変危惧《きぐ》されています。

2　カルシウム

カルシウムは九九%が骨に、一%が骨以外の血液などの組織に存在しています。この たった一%のカルシウムが、骨、筋肉、神経、ホルモンの分泌《ぶんぴつ》にも関与する重要なはたらきをしているのです。

血中のカルシウム濃度は一定に保たれていますが、カルシウムが不足すると、副甲《ふくこう》状腺《じょうせん》という甲状腺の裏側にある米粒程度の大きさの臓器から副甲状腺ホルモンの分泌が増加し、「カルシウムの貯蔵庫」である骨を溶《と》かし、カルシウムの濃度を上げようとします。そのため、食事中のカルシウム摂取量が不足した状態が続くと、骨密度《こつみつど》が減少して、骨折しやすくなってしまいます。

カルシウムは、牛乳やチーズ、ヨーグルトなどの乳製品、小魚や豆・豆製品などに、野菜では小松菜やちんげん菜などに多く含まれています。

また、カルシウムは単独で摂るのではなく、マグネシウムと二対一の割合で一緒に摂ると吸収がよいとされています。マグネシウムは、豆類、青菜類、玄米などの未精製の穀物、昆布、ワカメなどの海藻類に含まれています。

3　ビタミンD

ビタミンDは、「骨をつくるビタミン」と言われています。

骨が新陳代謝《しんちんたいしゃ》してゆく過程でカルシウムやリン（後述します）のはたらきを助け、骨や歯を丈夫にし、血液中のカルシウム濃度を一定にします。

そのため、ビタミンD不足になると、カルシウム濃度が下がり、副甲状腺ホルモンが分泌されて、骨中のカルシウムが溶け出してしまいます。また、骨格筋の委縮《いしゅく》や筋力の低下も起こすと言われ、ロコモにはなくてはならないビタミンというわけです。

ビタミンDを多く含む食品は、きくらげ、さけ、うなぎ、しらす干し、あんこうの肝、すじこ、いくらなどです。また、日光に当たるとビタミンDの合成が進むことがわかっていますので、紫外線《しがいせん》には注意しつつ、日光には適度に当たるとよいでしょう。

4　ビタミンK

ビタミンKには、骨を丈夫に保つ働きがあります。骨に含まれるオステオカルシンというたんぱく質を活性化し、カルシウムと結合し、骨形成《こつけいせい》を促《うなが》します。

これ以外にも、カルシウムが骨から流出するのを抑《おさ》えたり、骨の石灰化《せっかいか》を助けたり、複合的に骨を丈夫にするために働きます。このため、ビタミンKは骨粗鬆症《こつそしょうしょう》の予防に有効とされています。

一方、ビタミンKが不足すると、骨に十分にカルシウムが取り込めなくなり、細くもろい骨になってしまいます。

ビタミンKを含む主な食品としては、サニーレタス、納豆、ワカメ、ヒジキ、ほうれん草、春菊《しゅんぎく》などがあります。

5 ビタミンC

ビタミンCは、水に溶《と》ける水溶性ビタミンの一つで、美容のためのビタミンとしてもおなじみです。細胞と細胞の間を結ぶコラーゲンというたんぱく質をつくるのに不可欠で、骨の「質」と「量」に大きく関与《かんよ》しています。

ビタミンCが不足すると、出血傾向が生じたり、免疫力《めんえきりょく》が低下したり、骨粗鬆症になったりします。

ビタミンCを多く含む食品は主に野菜と果物です。例えば、ピーマン、ゆず、アセロラ、パセリ、キャベツ、レモン、海苔《のり》などです。

6 ビタミンB群

ビタミンB群には、ビタミンB_1、B_2、B_6、B_{12}、ナイアシン、パントテン酸、葉酸、ビオチンがあります。このうち、B_6、B_{12}、葉酸が不足すると、血中のホモシステイン濃度が上昇してきます。そして血管、骨組織のコラーゲンの分子間のつなぎに異常をきたし、骨の質を低下させ、骨折のリスクを高めます。

ビタミンB群は、ほうれん草、小松菜、ブロッコリーなどの緑黄色野菜や卵、豆類、レバー、海苔、茶葉（抹茶《まっちゃ》、玉露《ぎょくろ》）にも多く含《ふく》まれています。

7 リン

リンは、「リン酸カルシウム」という形で骨や歯に貯《たくわ》えられています。リンは骨以外にも様々な場面ではたらくのですが、現代では、むしろ「摂《と》り過ぎ」に注意が必要です。スーパーやコンビニで買う加工食品（ハム、ソーセージやベーコンなどの肉加工品、ちくわ、蒲鉾《かまぼこ》など魚肉練り製品や、清涼飲料水、果汁飲料、調理パン等々）には、食品添加物として、リンが「リン酸塩」などのかたちで使われているからです。

リン酸塩が血中に入ると血液が酸性に傾くため、それを中和するために骨からカルシウムを溶《と》かしてしまいます。

加齢に伴う栄養障害や肥満のリスクなど

高齢者においては、個人差がありますが、食欲不振や咀嚼《そしゃく》・嚥下《えんげ》機能の低下などから食事と栄養が十分に摂れず、筋肉量や骨密度《こつみつど》の低下を進めてしまう場合があります。これはできるだけ抑《おさ》えることがとても大切です。加齢に伴《ともな》う筋肉減少症（サルコペニア）でも、栄養療法（適切な運動療法との併用）によって、対処《たいしょ》が可能です。

また、肥満は種々の疾患《しっかん》の危険因子であることがわかっています。BMI《ビーエムアイ》（肥満度を測るための国際的な指標）が二五〜三〇の過体重や三〇以上の肥満は、変形性膝関《へんけいせいしっかん》節症《せつしょう》のリスクを高めると言われています。また、メタボリックシンドロームとロコモとの合併も多いと言われており、その解決のために、ただやみくもに減量するのではなく、栄養価を考えた減量が必要となってきます。

ロコモにおける主導権の奪回

ここまでロコモについて述べてきました。

私たちの体験や、クリニックで多くのロコモの患者さんの実践を見せていただいて、ロコモを知れば知るほど早期に対応してゆくことの大切さを痛感しています。

同時に、「歩く」「立ち上がる」という何気ない動作が、骨や関節、筋肉、神経系などの緻密《ちみつ》な構造と複雑なメカニズムによってなされていることに想いを馳《は》せたとき、まず、歩けること、立ち上がることができることにもっと感謝したいと思いました。

そして、ロコモは人間の進化成長に関与した、「呼びかけ」――警鐘《けいしょう》にも匹敵《ひってき》するものだと感じています。人生八〇年、九〇年の時代になって、私たちは、単に「寿命が長くなってよかった」ではなく、命ある限りお付き合いしてゆくこの肉体をどういたわり、いかに愛情をかけて具体的にメンテナンスをしてゆくかが問われていると思います。

私たちを当然のように、何も主張することなく支《ささ》え続けてくれている骨や筋肉にも感謝の心を忘れることなく、私たちが人生の使命を果たすために頑張《がんば》って支えてもらえるように、まずは栄養面を整《ととの》えながらロコトレをして、元気に年齢を重ねてゆきたいと願っています。

第3章

認知症の予測と予防

長屋直樹

1 認知症についてよく知ろう

認知症の親族、叔母の思い出——私の体験から

私（長屋）は、医師になって初めの一〇年は、外科医として働きました。当時は病院に勤《つと》めており、多くの入院患者さんの手術と検査と術後《じゅつご》管理に追われて忙しい毎日を送っていました。

しかし、外科病棟であっても、認知症の患者さんを直接診《み》る機会がなかったわけではありません。やはり認知症になるのは高齢の患者さんが多く、がんの手術を担当した高齢の患者さんが認知症を患《わずら》っていたということもあったのです。

そのような患者さんの「せん妄《もう》」「昼夜逆転」などの「行動・心理症状」（詳細は後述）に振り回され、どのような治療の選択と提供ができるのかと悩み、難渋《なんじゅう》すること

も少なくありませんでした。

在宅医療に取り組むようになってからは、さらに認知症の患者さんと出会う機会が年々増え、認知症の患者さんにお会いしない日はないと言っても過言ではありません。

実は、私自身、過去の人生にも認知症との関わりがありました。

私の両親はがんで早くに亡くなりましたが、親族には「アルツハイマー病」の人がいます。叔父の話によると、私の父方の曾《そう》祖母は、身体も丈夫で大変な働き者だったそうです。しかしあるときから、夜になり裸電球を灯《とも》すと、嫁（私の祖母）に向かって「朝だぞ。起きて仕事をしな！」と電気がついている間中、叫《さけ》んでいたそうです。

また、祖父は、今思えば老年期発症のアルツハイマー病でした。記憶障害だけでなく、息子に対して「お前は誰《だれ》や？」という典型的な失認《しつにん》や、「服の着方がわからない」といった失行《しっこう》などの症状が出ていました。

祖母は大変気持ちの強い人で、まだ介護保険も認知症の相談に乗ってくれる施設もない時代、何とか祖父をコントロールしようと奮戦《ふんせん》しました。私はまだ子どもでしたが、当時を思い出してみると、祖父の表情はいつも暗く、焦燥感、徘徊《はいかい》などが見られ、

「行動・心理症状」と言われる問題となる「周辺症状」が強く出ていました。

また、家を増改築するのが好きだった祖母が、大工に家を直してもらっているとき、それを見た祖父が「家を壊《こわ》すな！」と言って祖母を追いかけ回したという事件もありました。

たまりかねた祖母は、次第にエスカレートしてゆく祖父を縄《なわ》で縛《しば》り付けることもあったようです。祖父は、最期は動くことができなくなって、自宅で衰弱して亡くなり、残念ながら正しいケアを受けることはできませんでした。

そしてもう一人、忘れられない人がいます。私を大変かわいがってくれた父の妹である叔母で、五〇歳でアルツハイマー病を患いました。

叔母は、少年だった私をよく板取川《いたどりがわ》に連れてゆき、地元で「ドチ」という魚を捕《と》って遊んでくれました。私たち子どもの寝食の世話もしてくれて、周りの人に優しく献身的に尽《つ》くし続けた人でした。

しかし、ある頃から自営の会社の帳簿《ちょうぼ》をつけ間違えたり、取引先に誤った金額を振り込んだりと、次第に症状が顕《あら》わになってゆきました。症状がかなり進んだ頃、青年になっていた私は、週末になると叔母が愛してやまなかった故郷の田舎によく連れてゆきました。思考がうまく回らなくても感情は最後まで生き続けていて、とても喜んでくれたことが私にとってのせめてもの慰《なぐさ》めでした。

このように、私も短い期間でしたが、認知症の叔母の介護を体験しました。叔母の思考が次第に破壊され、次に意志の力を失い、感情も消失し、人格の崩壊《ほうかい》に至《いた》る過程を目の当たりにして、認知症を抱《かか》えて生きることの苦しさと悲しさを感じずにはいられませんでした。

今、医師となって改めて振り返ると、叔母のライフスタイルの中にアルツハイマー型認知症の発症を早めた数々の問題があったことが見えてきます。

親族にこれだけ家族集積《しゅうせき》性があるので、私自身も統計学的には少なくとも四倍以上のアルツハイマー病発症の危険性があると推測され、私にとっても認知症はまさに切実なテーマです。

増え続ける認知症患者

認知症は、日本だけでなく世界中で問題となっています。

現在、世界には三五六〇万人の認知症患者がいると言われていますが、二〇三〇年には、その二倍の六五七〇万人、二〇五〇年には三倍の一億一五四〇万人、つまり日本の全人口に匹敵《ひってき》する数に増加すると予測されています。特に開発途上国で急激に増えていて、今、世界では、四秒に一人のペースで認知症患者が生まれており、WHOは「認知症は世界の公衆衛生の優先課題」と警鐘《けいしょう》を鳴らしています。

日本でも、認知症患者数は厚生労働省二〇〇五年の推計で一八九万人、二〇二〇年には約三〇〇万人に達すると予測していましたが、その推計をはるかに上回るスピードで増え、二〇一二年の推計ですでに三〇五万人の認知症患者がいることがわかっています。

八五歳を超えると、男性も女性も二五%以上の人が認知症になることが統計的なデータからほぼ確実です。四人に一人が認知症になる計算です。これは、高齢者の方とその家族にとって、身近で切実な問題になることは想像に難《かた》くありません。

「痴呆」から「認知症」へ

認知症はもともと、「痴呆《ちほう》」と言われていました。しかし、この痴呆という言葉は、侮蔑的な意味の漢字を組み合わせた言葉であり、認知症に対する不理解と偏見を生み出すということで、厚生労働省が主導して二〇〇四年から行政用語、法令用語として「認知症」が使われるようになり、現在に至《いた》っています。

認知症に対する偏見の払拭《ふっしょく》は、認知症患者さんの「尊厳の保持」という観点から言っても、今も続く大切なテーマだと感じています。

私が、田舎の実家に帰省すると、医師ということで、認知症の家族の相談に乗ることもしばしばですが、やはり皆さんが認知症を患《わずら》っている家族がいることを周囲には隠《かく》そうとする傾向が根強くあり、地方によっては残念ながらまだ偏見があることを感じます。東京では、認知症の患者を受け入れる病院側のスキルアップも図られると同時に、認知症を受け入れる社会的素地や体制がつくられて、偏見もかなり減ってきていると思います。

認知症にも様々な種類がある

認知症には、原因となる病気によって様々な種類があります。認知症の中で最も多いのはアルツハイマー病ですが、それ以外の病気で認知症が現れることもあり、適切な治療によってよくなる認知症もあります。

少しでもおかしいなと思ったら、間を置かずにかかりつけの医師に相談し、「もの忘れ外来」など専門医を紹介してもらい、的確な診断を受けることが大切です。

アルツハイマー病は緩《ゆる》やかに進んでゆくのが特徴ですが、年を取ると誰《だれ》もが人の名前をすぐには思い出せなくなったり、ものをどこにしまったかを忘れたりするものです。認知症は、そのような加齢に伴《ともな》う「もの忘れ」とは明らかに違って、正常な脳の働きが徐々に低下する病気です。

数分前、数日間の出来事を思い出せない、新しいことを憶《おぼ》えられない、日付や曜日がわからない、言葉がなかなか出てこない、仕事の要領が悪くなる、道具や家電製品をうまく使えないなどの困難が生じて、以前のように日常生活を送ることができなくなります。

アルツハイマー病の次に多いのは、脳の血管が詰まったり、破《やぶ》れたりすることによって、脳の一部の働きが低下して起こる「脳血管性認知症」で、その他「レビー小体型《しょうたいがた》認知症」や「前頭側頭型《ぜんとうそくとうがた》認知症」など、様々な認知症を引き起こす病気があります。「正常圧水頭症《せいじょうあつすいとうしょう》」「慢性硬膜下血腫《まんせいこうまくかけっしゅ》」「脳腫瘍《のうしゅよう》」などから来る認知症は、改善する余地が残されており、さらに認知症と間違われやすい病気として、甲状腺機能低下症《こうじょうせんきのうていかしょう》、うつ、脱水などによるせん妄《もう》などがあります。いずれも治療によって治る病気ですので、正しい認識が必要です。

薬剤性の精神障害によって、認知症と似たような症状が出ることがあります。

私の親戚にも、ある病気で入院し、退院して自宅に戻ってから、短期記憶障害と妄《もう》想《そう》や奇行が現れた方がいました。家中の蛇口《じゃぐち》を開けて一日中水を出しっぱなしにしたり、風呂桶の上に木を格子《こうし》状に組んで並べたりといった奇妙な行動が出て、「うちの爺様《じいさま》はぼけた」と家族が嘆《なげ》いていましたが、ある薬をやめたらよくなったということがありました。

認知症の二つの症状――「中核症状」と「周辺症状」

認知症の症状は、「中核《ちゅうかく》症状」と「周辺症状」に分けることができます。聞きなれない言葉ですが、認知症を理解する上で大切な考え方なので、ぜひ覚《おぼ》えていただきたいと思います。

中核症状とは、「身近な出来事を思い出せない」という記憶障害や空間や人物を認識できない失認《しつにん》や、言葉が出てこない失語《しつご》、着衣《ちゃくい》ができなくなる失行《しっこう》など、主だった脳の変性に伴《ともな》って現れる症状のことです。

一方、周辺症状とは、身体の状態や環境によって影響され、二次的に現れる様々な問題となる精神症状や行動障害のことをさします。「行動・心理症状」とも呼ばれます。具体的には、妄想《もうそう》、幻覚《げんかく》、不安、焦燥《しょうそう》、抑《よく》うつ、徘徊《はいかい》、攻撃的言動、睡眠障害、食行動異常（過食・異食《いしょく》）、介護への抵抗などが挙げられます。

2　認知症を予防しよう

認知症にならないために

1　医食同源——認知症予防もまずは食事から

認知症に限らず、この食事、この食材を食べたらすぐに病気がよくなるというものはありません。しかし、食事は日々繰《く》り返すものであり、それを二〇年続けたら間違いなくその結果が身体に現れるのは自明《じめい》の理です。

認知症の発症を予防する食事は、これまでの研究結果から明らかになっていて、基本的には、身体によいとされる食習慣がそのまま認知症予防につながります。

糖尿病や大腸がんや乳がんを引き起こしやすい欧米型の食事は、アルツハイマー病も増やします。肉の脂身《あぶらみ》やマーガリンなどに含まれる飽和脂肪酸《ほうわしぼうさん》を多く含む食事を摂《と》ると、認知症が二・四倍増えるという研究があり、一方、魚などに含まれる不飽和脂肪酸を多く含んだ食事を摂ると、認知症の発生を約六割も抑《おさ》えることができるという報告もあるのです。

また野菜やフルーツなどに含まれるポリフェノールには、アルツハイマー病の原因となる「β《ベータ》アミロイドたんぱく」という脳の神経を傷つける悪玉たんぱくを分解するという報告も多く、新鮮な野菜やフルーツや豆をしっかりと摂取《せっしゅ》することは、認知症予防の第一歩となります。

有名なものとしては、赤ぶどうの皮に含まれるレスベラトロールやミリセチン、玉ねぎに含まれるポリフェノール、カレーの香辛料に含まれるターメリック（ウコン）、緑茶に含まれるカテキンなど、個々の食材ごとに認知症予防効果が挙《あ》げられていますが、それだけ食べていれば大丈夫というわけではありませんので、全体的にバランスよく食材を摂ってゆくことが大切です。

アルコールは、たくさん飲むと間違いなく認知症の発症を増やします。一日三〇グラム、日本酒に換算して一合程度にとどめることがよいでしょう。
そして、動脈硬化の予防という観点から言っても減塩《げんえん》は重要です。日本人はまだ塩分を一日平均一〇グラム以上摂取していると言われています。東南アジアのタイやベトナムなど、スパイシーな香辛料の味つけになじんだ国から来た留学生が日本食を口にすると、一様に「塩からい」と言われるそうです。

塩分は一日六グラム以下になるように努める必要がありますので、大いに改善の余地があります。

減塩に努め、動物性脂質を減らし、肥満にならないようにカロリーを控《ひか》え、しかし老化に打ち勝つ活力を得るために、良質のたんぱく質をなるべく多く摂るように心がけ、食物繊維《せんい》、ビタミン、ミネラル、そしてポリフェノールを多く摂るために、野菜や果物、海藻をバランスよく多く取り入れましょう。

そして、よく噛《か》んで食べることも認知症予防効果があると言われています。食事はゆっくりとよく噛んで食べてください。ダイエット効果も期待できます。

2　運動は脳を再生させる

運動が認知症を予防し、進行を防ぐという研究はたくさんあります。適度な運動は血圧を下げ、脳の循環をよくして脳の神経活動そのものを刺激することで、アルツハイマー病の予防に働きます（図3－1参照）。

最近の研究では、「有酸素運動《ゆうさんそ》」により前頭葉《ぜんとうよう》の機能が高まったというだけでなく、脳のボリュームも増えたという研究結果も出てきています。

楽しく運動をすると、脳の神経細胞の再生を促《うなが》すＢＤＮＦ（brain derived neurotrophic facter）という物質を増やす効果があることもわかっており、寝たきりの予防のためにも、ぜひ日々の運動を可能な範囲で心がけていただきたいと思います。

有酸素運動は、手軽にできる「ウォーキング」が取り組みやすいと思いますが、「ジョギング」「サイクリング」「エアロビクス」など、楽しみながら継続できるものであれば、何でもよいのです。

高齢になると関節の悪い方も多くいらっしゃいますので、そのような方には水泳やプールを使ったアクアビクスが最適だと思います。最近は市町村の自治体レベルで温

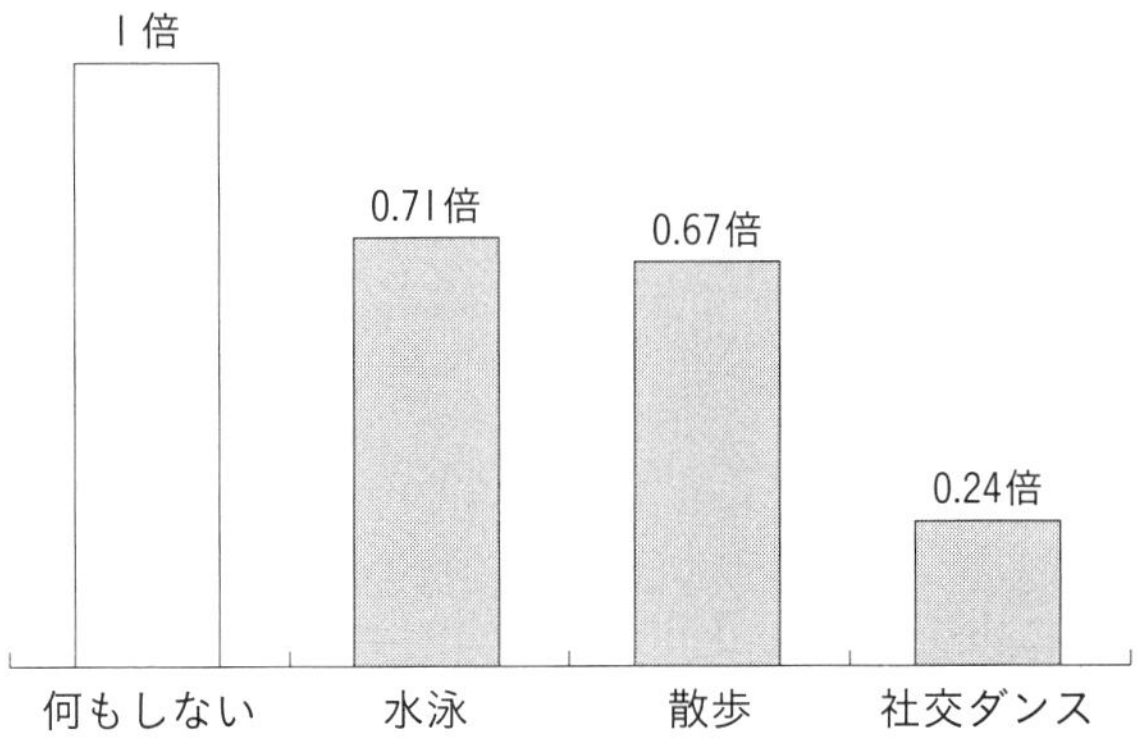

図3-1　運動と認知症発症リスクの関係

(Verghese J et al. N Eng J Med 348：2508-2516, 2003)

水プールの整備も進んでいます。一度、お近くの役所や保健所などに問い合わせ、利用してはいかがでしょうか。

3　脳を萎縮《いしゅく》させる糖尿病を予防する

飽食《ほうしょく》の時代を迎《むか》えた上、交通網《もう》も発達して歩かない生活となり、誰《だれ》もが糖尿病になりやすい時代となりました。認知症以上に糖尿病は激増しています。

しかし、その糖尿病が、認知症も増やしてしまうことが最近わかっています。

糖尿病は動脈硬化から脳卒中を引き起こすので、脳血管性認知症の割合が増えることは昔から指摘されていましたが、実は動脈硬化とはあまり関係のないと思われるアルツハイマー病の発症も、二倍に増やすことがわかってきたのです。

脳の記憶装置の中枢となる「海馬《かいば》」という部分がありますが、糖尿病の人の場合、認知症がまだない段階でも、海馬の萎縮がすでに始まっているという衝撃的な研究結果も発表されています。

インスリンは脳の中で、β《ベータ》アミロイドたんぱくという脳の神経を傷つける悪玉たんぱくを脳の外に掃《は》き出す「掃除人《そうじにん》」としての働きを担《にな》っていますが、糖尿病になると脳の外で多くのインスリンが必要となり､脳の中のインスリンが不足してしまいます。

その結果、このβアミロイドたんぱくが普通の人より早く脳にたまってしまい、脳の神経細胞を傷つけ、記憶を司《つかさど》る「海馬」の萎縮をもたらすと言われています。

しかし、逆に糖尿病を予防し、血糖値を正しく保ってインスリンの働きを正常化すれば認知症を予防できることを示しており、糖尿病の予防と治療が、直接、認知症を予防することにつながるのです。

4　中年の高血圧は要注意！

福岡県の久山町《ひさやままち》と九州大学が協力して五〇年以上続けている世界的にも有名な疫学《えきがく》調査があります。

久山町は人口約八〇〇〇人で、年齢構成、職業構成、栄養摂取状態などが、日本人の平均に近く、この研究結果は広く日本人に当てはまると言えます。

その調査の結果、高血圧が動脈硬化の最大のリスクであり、脳血管性認知症を増やすという事実に加え、さらに新しい事実が判明したのです。

それは、中年期に高血圧だった人は、たとえ老年期に血圧のコントロールができていたとしても、脳血管性認知症を発症する率が、通常より五・三倍も高くなることがわかったのです。

つまり、中年期から動脈硬化に備えて高血圧の治療をすることとは、直接認知症の予防につながるということです。認知症予防にとって、血圧のコントロールは大切な課題です。認知症予防の効果が期待できる高血圧の薬の種類もわかってきていますので、現在、高血圧である方は、かかりつけ医と相談しながらそのような薬を選択いただくことも、一つの予測・予防の方法だと思います。

5　脳を萎縮させるタバコをやめる！

タバコは肺がんを代表とする様々な悪性腫瘍《しゅよう》の発生を促《うなが》し、慢性呼吸器疾患《しっかん》や動脈硬化を起こす強いリスクファクターですので、脳血管性認知症を増やすことは、これまでにもわかっていました。

しかし、最近の研究の成果から、実はアルツハイマー病の発症も増やすと言われているのです。比較的若い頃からの喫煙《きつえん》者で、脳の萎縮が始まっているという深刻な結果が示されており、禁煙は認知症の予防に直接つながることが明白です。

ちなみにタバコの主成分であるニコチンが、一時的に脳の神経細胞の活動性を上げて、認知能力を改善する効果があることから、タバコはアルツハイマー病の発症を予防すると言われていた時期がありました。しかし、残念ながらニコチンそのものの作用はすぐに耐性《たいせい》ができて一過性《いっかせい》の効果しかなく、結局、タバコはアルツハイマー病を増やしてしまうので注意が必要です。

6　認知症は適応障害？——生きがいと希望の回復

日頃、認知症の患者さんから、発症のきっかけとなった出来事と思われるエピソードを伺うことが少なくありません。

例えば、「これまで会社の社長であったのに、引退してから元気がなくなっておかしくなった」「これまで家族の世話をしていたが、その必要がなくなってから、徐々におかしくなったみたいだ」……等々。

人間は社会的な絆《きずな》を必要とする存在です。自分が必要とされているというアイデンティティが、どれほどその人を励《はげ》まし元気づけるかということは想像に難《かた》くありません。

一方で、孤独は過剰《かじょう》なストレスを生じさせ、過剰なストレスは脳の神経細胞にダメージを与《あた》えて認知症を引き起こしやすくします。

環境の変化やアイデンティティの喪失《そうしつ》に適応できないことが、認知症の発症と深く関わっていることを思わずにはいられません。

高齢になっても現役で働いている方や、様々なテーマを持って日々それに向かって挑戦している方は、総じて心身ともにお元気に見えます。実際、「多趣味の人は認知症になりにくい」というデータもあります。生きがいや歓《よろこ》び、希望といったポジティブな感情を心に呼び起こすことが、認知症予防に大きな効果をもたらすことは間違いありません。

7 コミュニティの大切さ——趣味やテーマを身につける

家族以外に普段からつき合いのできる仲間がいることは、認知症予防にとどまらず、人生を豊かにしてゆく上でも大切な要素です。

同時に、脳の活性化という点では、ご自身が楽しみながら続けられる活動や交流であることがポイントとなります。好奇心を持って前向きに活動する体験、趣味やボランティア活動、社会活動への参加は仲間との交流を伴《ともな》いますので、脳の活性化につながり、認知症の予防に大切な働きを果《は》たすことになるでしょう。

知的活動では、囲碁や将棋、チェス、オセロなどのボードゲーム、歌（カラオケ含む）や楽器演奏、クロスワードパズルなども認知症予防効果が高いことがわかっています。

ダンス、散歩、水泳などの身体活動も認知症予防効果があります。料理や陶芸《とうげい》、ぬり絵、編み物などの手芸も、指先を使って創造することが脳を刺激し、認知症の予防だけでなく進行の抑制《よくせい》にも効果があると言われています。四〇～五〇代からでも、また何歳であろうとも、何かご自身のライフワークや趣味となるようなものを探《さが》し、楽しみながら続けてゆかれることをお勧めします。

8　認知症の予測・予防の要――軽度認知機能障害（MCI）

軽いもの忘れや軽い認知機能の低下があり、周囲から見ていると何らかの不自然さやおかしさはあっても、日常生活は自立しており、検査をしてみると認知症ではないという方がいらっしゃいます。その状態は、軽度認知機能障害（Mild Cognitive Impairment：MCI）と言われ、最近注目されています。MCIは、認知症の予測・予防を考える上で、要《かなめ》になる病状であると言えます。

と言いますのも、MCIと診断がついた方は、約五年で七〇～八〇%の確率で認知症になるというデータがあるため、この段階で様々な認知症を予防する適切な対応や治療を行えば、認知症というハッキリした診断がつくほどには症状が進まなかったり、進行を抑《おさ》えたりすることが可能なので、大変重要な時期だと言えます。

以下、ＭＣＩと診断された患者さんの経過について、私たちのクリニックでの代表的な症例をご紹介します。

3 クリニックの診療録から

軽度認知機能障害（ＭＣＩ）からの脱却――川島さんの場合

川島美子さん（七〇代女性）は、優しく上品な感じの方です。お子様はそれぞれ独立されて、現在はご主人と二人暮らしです。

「疲れやすくなったから漢方薬を出してほしい」ということで、二〇〇八年三月に私たちのクリニックに通院し始め、補中益気湯《ほちゅうえっきとう》という全身倦怠《けんたい》に使う代表的な漢方薬によって、症状は落ち着いていました。

翌二〇〇九年八月に骨密度《こつみつど》を測定するとかなり低くなっており、骨粗鬆症《こつそしょうしょう》の診断のもと、エディロール（〇・七五マイクログラム／日）という活性型のビタミンＤとりカルボン（五〇ミリグラム／月）という骨を強くする薬の服用を開始しています。

二〇一〇年三月頃から、外来を受診されたときに「眠気」を訴《うった》えるようになりました。六月には、近所の人との会話中に突然脈絡《みゃくらく》のない言葉が出たり、思うことを言葉にまとめられないなど、会話中の不自然さを近所の方もご自身も感じ始めました。

川島さんは大変心配になり、大学病院の神経内科を受診しました。問診《もんしん》と認知症の評価検査、血液検査や頭部のＭＲＩまで実施しましたが、医師からは「問題がないので安心してください」と言われたとのことでした。

九月になると、「やる気が出ない」「憂《ゆう》うつ」「部屋にこもっていたい」などの抑《よく》うつ気分が現れたため、精神科専門医を受診していただきました。うつ病を判定する心理テストは正常で、診察上「うつ病特有の思考停止がない」ことから、精神科専門医からは「うつ」は否定され、「老人性の脳機能の障害（正常老化）ではないか」と診断されました。

しかし、この頃から、クリニックの予約時間を忘れたり、約束の時間に大幅に遅《おく》れたりといった「もの忘れ」の症状が続いたため、当クリニックでも二〇一一年五月に軽度認知機能障害（ＭＣＩ）を疑い、検査をすることになりました。

認知症の一般的なスクリーニング検査であるＭＭＳＥ（Mini-Mental State Examination）というテストでは二四点とギリギリ正常範囲（二三点以下は認知症の可能性が高い）でした。

そして、当クリニックでよりＭＣＩとの鑑別《かんべつ》をはかるために導入している日本版リバーミード行動記憶検査（ＲＢＭＴ、イギリスで開発された記憶障害を調べる検査）でもスクリーニング点は六点と正常範囲内（六〇歳以上の場合、五点から異常）でしたが、標準プロフィール点は一五点と基準値（一五点以下は異常）を下回り、認知機能の低下を認めると判断され、ＭＣＩと診断しました。

再度、頭部のＭＲＩ検査を実施した結果、慢性硬膜下血腫《まんせいこうまくかけっしゅ》や正常圧水頭症《せいじょうあつすいとうしょう》などの認知症を引き起こす病気も認めず、脳全体の萎縮《いしゅく》もありませんでした。しかし、ＶＳＲＡＤ《ブイエスラド》という、記憶に関する内側側頭部領域《ないそくそくとうぶりょういき》の萎縮の程度をＭＲＩの画像から判断する検査を行ったところ、川島さんは二・〇二（一・〇以下が正常値）と、内側側頭部領域の萎縮がかなり始まっている状態であることがわかったのです。

川島さんにお話を伺《うかが》うと、この軽度認知機能障害の症状が現れる少し前、これまで元気で社会的な立場と責任を持っていたご主人が急に介護が必要な状態になったこと、ご家族の急逝《きゅうせい》で親族の世話を長女として引き受けなければならなくなったこと、遺産の整理などの責任を負《お》わなければならないといった出来事が立て続けに起こり、どうしてもそれらを引き受けきれない気持ちになり、かなりの葛藤《かっとう》を抱《かか》えていたことがわかりました。

適度なストレスは脳や身体を活性化させることも事実ですが、一方で、過剰《かじょう》なストレスは脳細胞にダメージを与《あた》え、認知症を進行させます。この世で生きている限り、ストレスを感じない人生はありませんが、ストレスを与える刺激（ストレッサー）に対して、ストレスを感じるのは「心」であり、一つの出来事を「心」がどう感じ、どう受けとめるのかがとても大切なことがわかります。

川島さんについては、その後、ご自身の苦しい胸の内を当院の医師が対話を通してよく聞いて受けとめ、担当の看護師が励《はげ》まし続けました。同時に食事指導を行い、一日八〇〇〇歩をめどとして、楽しみながらウォーキングをするように指導しました。

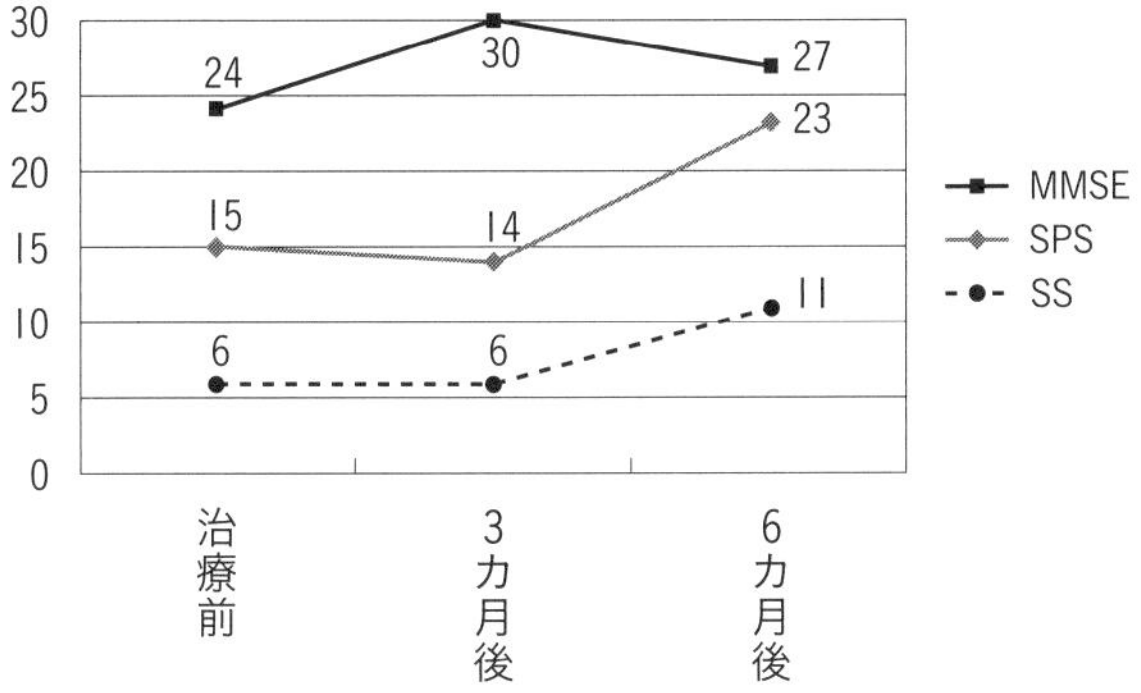

図3–2　MMSEとRBMTの値の変化

加えて、卵黄《らんおう》由来《ゆらい》及び大豆由来のフォスファチジルコリンを含んだサプリメントを服用していただきました。卵黄由来のフォスファチジルコリンには記憶機能向上効果があり、大豆由来のフォスファチジルコリンには学習機能向上効果があることがわかっています。

三カ月後と六カ月後にMMSEと日本版リバーミード行動記憶検査（RBMT）で再評価した結果が図3－2です。

経過中、アセリルコリン受容体拮抗薬《じゅようたいきっこうやく》などの認知症治療薬は一切《いっさい》使用していません。三カ月後にはRBMTのプロフィール点（SPS）は一四点と少し低下しましたが、六カ月後には二三点と完全に正常化しました。スクリーニング点（SS）も一一点と大幅に改善しています。眠気も改善し、予約時間を忘れたり、遅刻したりすることもなくなりました。

川島さんは、ご主人の介護についても「引き受けるのは私しかいない」と受けとめられるようになり、事態に前向きに向かえるようになったとおっしゃっています。

もし川島さんが、軽度認知機能障害（MCI）から本当に「認知症」と診断される状態に進行していたら、川島さん本人だけでなく、ご主人やその周囲の方々への影響も大きく、現実はまったく違うものになっていたに違いありません。一人の患者さんが病気を予防してゆくことの大切さを改めて痛感しました。

認知症でもできることがあり、改善の余地がある――田中さんの場合

田中昇さん（七〇代男性）は、小売店を経営していた方です。

田中さんは二〇〇一年に脳梗塞《のうこうそく》で倒れて入院し、そのとき糖尿病を指摘されました。幸い軽いろれつ障害を残すのみで、四肢《しし》の麻痺《まひ》もなく、ふらつきを認めるだけで退院

できました。

二〇〇五年七月からは、高血圧、高脂血症《こうしけっしょう》、糖尿病で当クリニックに通院されていました。動脈硬化が少し進んでいて、ＭＲＩ検査でも多発性小梗塞《たはつせいしょうこうそく》と虚血性《きょけつせい》変化を指摘されており、ふらつきは椎骨脳底動脈循環不全《ついこつのうていどうみゃくじゅんかんふぜん》によるものと考えられました。

二〇一一年九月、田中さんが受診の折、東京駅で警察に保護されたという連絡が入りました。何と薬物中毒ではないかという嫌疑《けんぎ》をかけられたとのことです。

後でわかったことですが、当日、身体の症状としてふらつきが出ていたために呼び止められ、警官が職務質問したら受け答えがおかしかった（これも病気の症状）ため、疑われてしまったということでした。本人は自覚していないようでしたが、家族に話を聞くと、ここ最近はもの忘れがひどく、受け答えも悪くなっていたようでした。

さっそくＭＭＳＥ検査を受けていただくと、ＭＭＳＥ二一点と低下を認め、軽度認知症の点数が出ました。ＭＲＩのＶＳＲＡＤ《ブイエスラド》（早期アルツハイマー型認知症診断支援システム）では、関心領域内では一・九二とやや萎縮《いしゅく》が見られる程度で、脳血管性認知症が主となる認知症と考えられました。

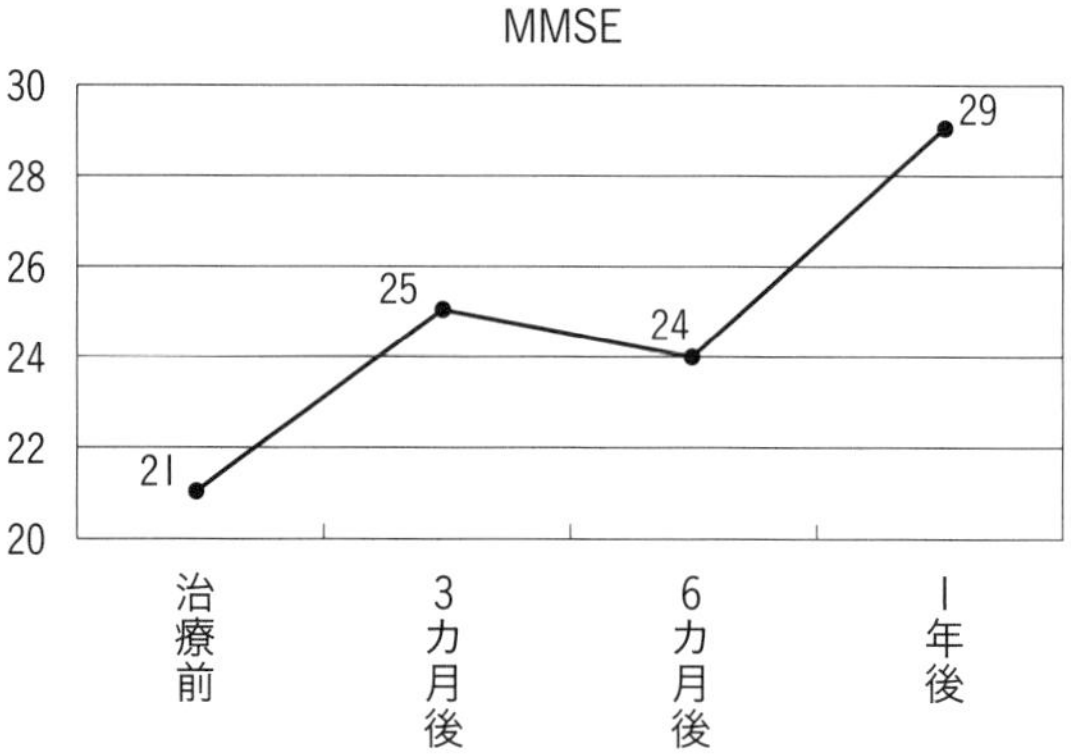

図3-3　MMSEの変化

田中さんにはこれまで以上に食事指導を徹底し、とりわけ糖尿病治療に効果があると言われている「食べる順番療法」(まず野菜から食べて、次に肉や魚などを食べ、後半にご飯やパンなどの炭水化物を食べる)を実行していただきました。

田中さんは運動が苦手のようでしたが、極力歩くようにお話しし、卵黄《らんおう》由来《ゆらい》及び大豆由来のフォスファチジルコリンを含むサプリメントも服用していただきました。

小売店の経営者だった田中さんがお店をたたまれたことも、認知症の進行に影響を与《あた》えたように思います。お店の経営は、複雑な商品の仕入れや陳列《ちんれつ》の組み合わせ、また接客の歓《よろこ》びがあるため、脳神経のネットワークを刺激します。経営者としてのアイデンティティの喪失《そうしつ》も、ストレスになったのかもしれません。

しかし、上記のことを実践してゆかれる中で、現在では自宅を開放して、いつでも地区の方々が相談できるような場所を提供するボランティア活動に生きがいを見出《みいだ》し、元気になられています。

MMSEも三カ月後には二五点、六カ月後には二四点、一年後には二九点と完全に正常化しています（図3－3参照）。ふらつきはまだありますが、娘さんから「お父さん、最近、もの忘れが少なくなったね！」と笑顔で言われるようになったそうです。

4 今日から始めよう！ 認知症予防の一〇か条

これまで、在宅医療の現場で多くの重度認知症患者さんを拝見しながら、お世話されるご家族の葛藤《かっとう》と確執《かくしつ》に触《ふ》れるたびに「認知症は難しい」というあきらめが、私（長屋）の心の根底にあることを感じていました。そこには、私自身が成長する過程で、身近な親族が認知症に苦しむ姿を見てきたことが影響していたのかもしれません。

以前、当クリニックの院長が、「予測・予防医療を実践する上で、一〇〇歳まで元気でいきいきと生きるためには、認知症は避《さ》けては通れないテーマだと思う。認知症の予防にぜひともチャレンジしたい」と語るのを聞いたとき、「そんなことをしたらクリニックは大変なことになる。認知症は治らない。院長の外来だけでやってほしい」と思ったことを、今はなつかしく思い出します。

その想いから自由になるには数年が必要でした。自分でも認知症の勉強を重ね、予測・予防という観点から見ればできることがたくさんあることがわかったとき、その想いは転換し、今では認知症は私の探求したい大切なテーマの一つとなっています。

そして、認知症について新たに勉強し直したことによって、人間の持つ可能性をより強く感じることができるようになりました。

私たちの世代以前の医学教育では、「四〇〜八〇歳にかけて五〇％近くの神経細胞が脱落《だつらく》し、海馬《かいば》においてはすべての領域で一〇年に五・四％ずつ脱落する」という学説があり、経時的《けいじてき》に年齢とともに脳神経細胞は減少するというのが常識でした。しかし、現在ではそのデータは刷新《さっしん》され、「真実ではない」という論文が多く出されるようになってきたのです。実は、「正常老化では神経細胞は脱落しない」ということが証明されつつあることを、私は近年の認知症についての勉強から知ることができました。

たとえ一〇〇歳になっても、ダメージを受けていない正常老化ならば、脳の海馬の神経細胞の数は変わらないという事実を知ったとき、一人の人間から引き出される可能性は、まだまだ無限に残されているという歓《よろこ》びを感じたのです。

一方で、同時にアルツハイマー病などの認知症関連疾患《しっかん》の発症のメカニズムと、分子生物学的な探求も進んでいて、今後、認知症の予防と治療への道が大きく開いてゆくことを実感しています。

振り返れば、認知症を患《わずら》った叔母の人生に想いを馳《は》せたとき、少年期から青年期の私に今の知識と経験があり、叔母の生活指導と心身のケアをしてあげることができたなら、認知症発症の時期を遅らせ、進行をも遅延させることができたのではないかと思います。そのことを考えると、言葉にならない後悔が湧《わ》き上がります。

これからは、この後悔を胸に、叔母にしてあげられなかったことを、日々の診療や在宅で出会う患者さんにお返ししたいと思います。

そのためにも、本章のまとめとして、以下に掲《かか》げる「今日から始めよう！ 認知症予防の一〇か条」を参考に、ぜひ「認知症」の予防に努め、読者の皆さんがいきいきとした毎日を過ごされることを心から願っています。

今日から始めよう！　認知症予防の一〇か条

1　健康的な食事を心がけましょう。減塩《げんえん》に努め、脂肪を控《ひか》え、たんぱく質を多く摂取《せっしゅ》しましょう。ビタミンやミネラルも重要です。第5章の食事の項目も参考に。

2　運動に努めましょう。足腰を丈夫に保つため、歩くことが基本になります。それ以外にも、楽しみながらできる運動なら何でも効果が期待できます。

3　深酒とタバコは、認知症への近道です。節酒《せっしゅ》と禁煙に努めましょう。

4　肥満《ひまん》、高血圧、糖尿病等の生活習慣病は、認知症へあなたを誘《いざな》います。生活習慣病は、早いうちから適切な治療を受けて、修正してゆきましょう。

5　転倒には気をつけましょう。頭の打撲《だぼく》は、認知症を引き起こします。

6　何にでも関心を示し、好奇心を絶《た》やさず、前向きに生きましょう。

7　旅行やレジャー、ゲームや習い事など、続けて楽しむ「生きがい」「趣味」を持ちましょう。

8　人との出会いは、心と脳を刺激します。なるべく多くの人との付き合いを積極的に持ちましょう。

9　おしゃれをしたり、身だしなみを若々しく整《ととの》えたりするなど、いつまでも若さを保つように努めましょう。

10　ストレスは、心身ともに老いを加速します。ストレスを抱《かか》え込まないように、ストレス解消に努めましょう。

第4章

脳卒中の予測と予防

穴水聡一郎

1 脳卒中についてよく知ろう

脳卒中は気づかないうちに忍び寄る——私の体験から

それまで元気だった人が、突然、脳卒中で倒れてしまった……。

そんな話を耳にしたことはありませんか。

これは、脳卒中という病気の性質をよく表しています。つまり、ふだん通りに生活していて、ある日、急に発症するのが脳卒中なのです。

実は、私自身、かつて気がつかないままに脳卒中発症の一歩手前まで行ったことがあります。

行きつけの中華料理店で、薬膳《やくぜん》ラーメンの汁《しる》を「健康にいいから」と考えて一カ月以上毎日のように飲み干《ほ》し続けていたところ、ある朝、目が覚《さ》めて起きようとすると、それまで経験したことのない身体のふらつきとめまいを感じたのです。

「これはおかしい」と思って血圧を測《はか》ったところ、なんと上が二〇〇、下が一二〇もあり、驚きました。

ふだんの私の血圧は、上は一二〇台、下は七〇程度でしたので、思いもよらないことでしたが、塩分の摂《と》り過ぎで血圧が急上昇していたのです。

すぐに治療して事なきを得ましたが、今にして思えば、とても危《あぶ》ない状態だったと思います。

このように、「自分は元気だ」と思っていても、気づかないうちに忍《しの》び寄るのが脳卒中だと身をもって実感しました。


脳卒中は予防できる！

脳卒中は、「脳血管障害」と言って、脳の血管が詰まったり、破《やぶ》れて出血したりすることで突然起こる病気です。代表的なものとして、「脳梗塞《のうこうそく》」「脳出血」「クモ膜下《まくか》出血」の三つがあります（図4－1参照）。

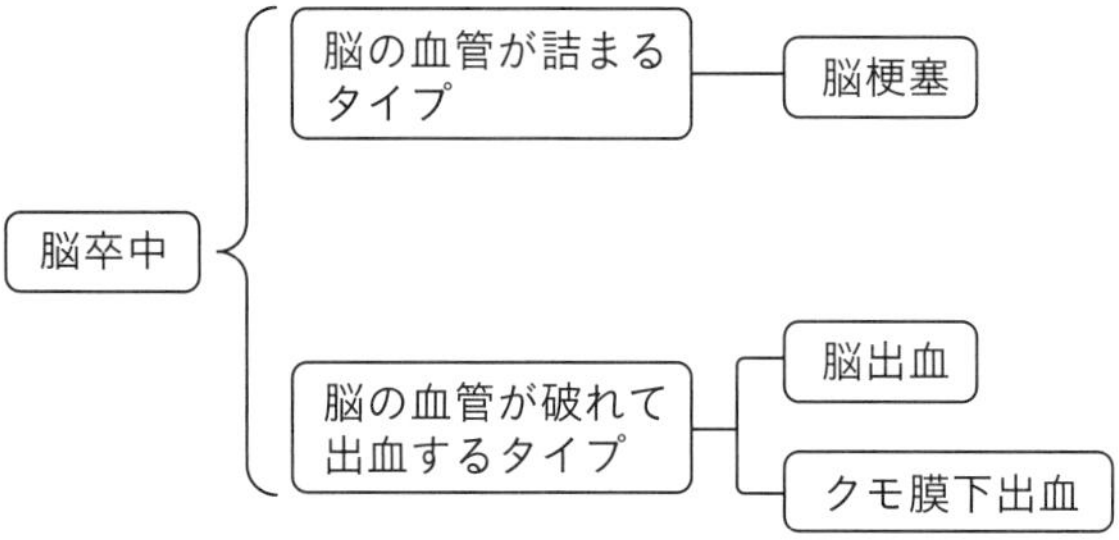

図4-1　脳卒中のタイプ

脳卒中になると、命を落とすこともありますし、一命を取りとめても重い後遺症（半身不随《ふずい》、ろれつが回らなくなるなど）が残る場合もあります。

では、脳卒中は予防できるのでしょうか。

答えは「イエス」です。

予防のためには、まず、その前提にある危険因子（ある病気が発生する確率を上昇させる因子。例：肺がんの危険因子の一つがタバコ）を改善し、絶《た》つことが大切です。そしてその危険因子の一つ一つは、いずれも動脈硬化を悪化させるものばかりです。つまり「脳卒中の予測・

予防の要《かなめ》は、動脈硬化の進展を阻《はば》むこと」なのです。
この章では、その具体的な方法を紹介したいと思います。

脳卒中の種類

脳卒中のうち、血管が詰まるタイプは脳梗塞《のうこうそく》で、血管が破《やぶ》れて出血するタイプは脳出血とクモ膜《まく》下《か》出血です。

1　血管が詰まるタイプ

（1）脳梗塞

脳の血管が狭《せま》くなったり詰まったりして、その先に血液が流れなくなることで起こるのが脳梗塞です。血液の流れが途《と》絶《だ》えた場所や範囲によって症状は異なり、軽いめまい程度の場合もあれば、手足の麻《ま》痺《ひ》や意識障害などを引き起こす場合もあります。

2　血管が破れて出血するタイプ

（1）脳出血

脳の中の血管が、血圧が急に高くなったときなどに破れて出血し、血液の塊《かたまり》ができてしまうのが脳出血です。

多くの場合、日中の活動時や入浴、排便時、寒暖《かんだん》の急激な変化、急に興奮したときなど、血圧の急上昇が引き金になって、突然発症します。症状は、頭痛、吐き気、めまい、手足の麻痺やしびれなどで、出血の場所や程度により昏睡《こんすい》状態になることもあります。

（2）クモ膜下出血

脳の表面を走る血管に生じた動脈瘤《りゅう》（動脈にできるこぶのようなもの）が、血圧が高くなったときなどに破れて出血し、脳を覆《おお》っている薄い膜の下に出血が広がるのが、クモ膜下出血です。

「ハンマーで殴《なぐ》られたような」激しい頭痛が突然起こり、同時に嘔吐《おうと》や意識障害を生じることも少なくありません。重い場合には、呼吸や心臓が止まって即死してしまうこともあり、脳卒中の中では最も死亡率が高い病気です。

どんな検査でわかるの？

脳卒中の診断には、CT（X線を利用して検査する）や、MRI・MRA（磁力《じりょく》と電磁波《でんじは》を利用して検査する）などによって、脳の断面や血管の走行の様子などを画像にする検査をします。

また、脳卒中の背景を知るためには、高血圧や糖尿病、脂質《ししつ》異常症などの有無を調べます。さらに、心電図で心房細動《しんぼうさいどう》（不整脈の一つ）の有無を確認したり、頸動脈《けいどうみゃく》エコー（超音波を利用して検査する）によって頸動脈を観察し、脳卒中を引き起こすような動脈硬化の有無について調べる場合もあります。

脳動脈瘤《りゅう》が見つかったとき、頸動脈や脳の動脈に強い動脈硬化が見つかったときは、いずれの場合も、特に自覚症状がなくても早めに病院を受診して医師（脳神経外科や神経内科などの専門医）に相談する必要があります。

脳卒中を引き起こす危険因子

病気を引き起こすことがはっきりしている要因を危険因子と言います。前述のように、脳卒中の危険因子は、いずれも動脈硬化を促進させるものばかりです。「脳卒中の予測・予防の要《かなめ》は、動脈硬化の進展を防ぐこと」にあります。それを前提に、それぞれの危険因子を詳細に見てゆきましょう。

1　高血圧

高血圧は、脳卒中の大きな危険因子です。

図4－2をご覧ください。いわゆる「上の血圧」（収縮期血圧）が一四〇以上、または「下の血圧」（拡張期血圧）が九〇以上になると、脳卒中の発症率が約三倍になります。

さらに、「上の血圧」が一八〇以上、または「下の血圧」が一一〇以上になると、なんと約八倍にもなるのです。

タイプ別では、特に出血するタイプの脳卒中（脳出血、クモ膜下《まくか》出血）の発症率が

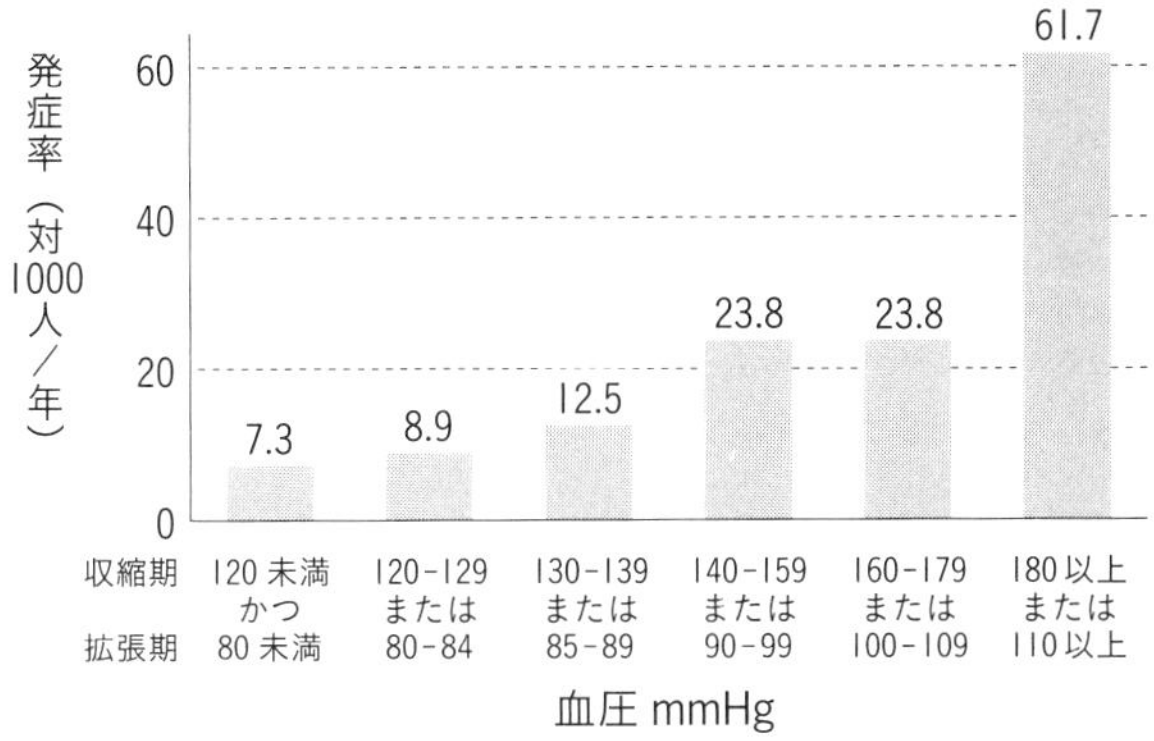

図4-2　高血圧と脳卒中発症率

（日本高血圧学会『高血圧治療ガイドライン2009』より）

高くなります。

2　糖尿病

糖尿病は、高血糖の状態が種々の代謝《たいしゃ》異常を引き起こし、動脈硬化を促進してしまいます。そのため、糖尿病または境界型糖尿病がある人は、脳卒中の発症率が男性で約一・六倍、女性で約三倍になります。

3　脂質《ししつ》異常症

脂質異常症が脳卒中にどのような影響を与《あた》えるかについては、まだ見解が統一されていません。

しかし、日本人を対象とした調査で、

①「善玉コレステロール」（HDL）が少ないと脳梗塞《のうこうそく》が増える

②「悪玉コレステロール」（LDL）や中性脂肪が多いと脳梗塞が増える

③「悪玉コレステロール」（LDL）が少なすぎると脳出血が増える

という報告があり、脳卒中に関しては、コレステロール値が多すぎても少なすぎてもよくないと言えます。

ところで、メタボリックシンドローム（通称メタボ）は、高血圧、糖尿病、脂質異常症のうち二つ以上と、内臓脂肪型肥満（内臓に脂肪が過剰《かじょう》に蓄積《ちくせき》されている状態）が重なった状態を言います。

メタボの場合、危険因子が複数になり、脳卒中の中でも脳梗塞の発症率が二〜五倍になるので要注意です。

過食・運動不足・睡眠不足などにならないように、ぜひ生活習慣を改善したいものです。

4　喫煙《きつえん》

タバコは、その煙《けむり》に含まれる有害物質（一酸化炭素、ニコチン、タールなど）が動脈硬化を促進し、血圧を上昇させて、脳卒中の発症を増やします。

タバコを吸う人は、まったく吸わない人と比べて、脳卒中の発症率が男性で一・三倍、女性で二倍になります。特にクモ膜下《まくか》出血は、タバコを吸う人は、その本数に関係なく、発症率が男性で三〜四倍になります。

また、受動喫煙（タバコを吸っている人の煙を周囲の人が吸ってしまうこと）にも注意が必要です。タバコを吸わない人でも、配偶者がタバコを吸う場合、脳卒中の発症率が一・四倍になってしまうことがわかっています。周囲の方のためにも、ぜひ禁煙したいものです。

5　過度な飲酒

飲酒については、その量が増えるほど出血性の脳卒中（脳出血、クモ膜下出血）の発症率が増えます。一日二合以上の飲酒では、二〜二・五倍になります。

脳卒中を起こしやすくするその他の因子

1　高ホモシステイン血症

ホモシステインとは、肝臓で生じるアミノ酸（たんぱく質の最小単位）の一種です。「酸化ストレス」と言って、細胞を錆《さ》びつかせる作用を持っています。

このホモシステインは、ビタミンB群の中のB_6、B_{12}、葉酸《ようさん》のいずれかが不足しても増えてしまい、動脈硬化を促進します。

これらのビタミンB群は、肉類や魚介《ぎょかい》類に多く含まれているため、菜食《さいしょく》主義の人や「肉を食べない」という人は、血中のホモシステインが増えていることがあり、注意が必要です。

2　親族にクモ膜下《まくか》出血の方がいる場合

脳動脈瘤《りゅう》には、遺伝的な要因もあると言われています。クモ膜下出血の方が親子や兄弟姉妹（一親等）にいる場合、脳動脈瘤の発症率は七倍になるという報告があります。該当《がいとう》する方は、脳ドックなどで頭部ＭＲＩ・ＭＲＡを受けることをお勧めします。

2 脳卒中のリスクを予測し、具体的に予防する

予測する――このまま行くとどうなるかを予測して対処する

種々の検査によって脳卒中に関係する危険因子の有無や動脈の状態がわかると、それを基に、このままだと今後どのくらい脳卒中を起こしやすいのか、そのリスクの概略を予測することができます。

1 「発症のリスクは何倍か」を予測する

高血圧や糖尿病などの危険因子がある場合、危険因子がない場合と比べて脳卒中を発症しやすくなります。何倍になるかわかっているものは、一三四〜一三七ページに

示しています。危険因子が重なれば重なるほど、当然のことながら、脳卒中を発症しやすくなるとお考えください。

また、脳動脈瘤《りゅう》や、脳卒中に関連した動脈（脳動脈や頸《けい》動脈など）の強い動脈硬化が見つかった場合は、脳卒中の予備軍と言えますから、より慎重《しんちょう》に考える必要があります。

2 「発症の確率は何パーセントか」を予測する

年齢、性別、危険因子の有無などの要素から、今後のある期間（例えば、一〇年）の間に脳卒中を発症する確率は何パーセントかを予測することができます。国立がんセンターなどが、一〇年間で脳卒中を発症する確率について、その予測法を開発し、ホームページで公表していますので、関心のある方はご覧ください。

3 「かくれ脳梗塞《のうこうそく》」の有無によって予測する

「かくれ脳梗塞」（特に自覚症状がないごく小さな脳梗塞）があるかどうかを血液検

査で手軽に推定する検査が開発されています（脳梗塞リスクマーカー）。

「かくれ脳梗塞」があると、本格的な脳卒中の発症率が一〇倍以上になるため、脳卒中のリスクを予測するために活用できるのではないかと期待されており、この検査を導入する医療機関や健診機関も増えています（詳しくは第6章参照）。

これらの予測を通して、脳卒中を未然に防ぎ、健康づくりに向かうための転換点とし、具体的な予防をしてゆきましょう。

予防する――自分がまず意志を立てることから

では、脳卒中の予防はどのようにするのでしょうか。

その基本は、まず「自分自身が健康づくりに向かうぞ！」という明確な意志を持つことが出発点です。

その上で、ライフスタイルの変革や生活習慣病の改善などに取り組むことで、脳卒中を予防することが可能になってゆきます。

1　高血圧の予防――減塩《げんえん》と必要に応じて降圧剤を

日本人は、海外の方に比べて塩分過剰《かじょう》のため、高血圧を生じている割合が高いと言われています。ですから、日頃から塩分を控《ひか》えめにして、塩分過剰による高血圧を防ぐことが重要です（第5章の「食生活の基本一〇カ条の7」もご覧ください）。

減塩を心がけても血圧が一四〇／九〇以上の場合は、病院を受診して必要な指導や治療（降圧剤の処方）を受けることが大切です。

2　糖尿病の予防――食事と運動を基本に

糖尿病の予防は、食事療法と運動療法が基本となります。

食事については、

①身体の活動量に応じた一日の総カロリー量を守ること

②食後の急激な血糖値の上昇を防ぐために、

・低GI食品（一六三ページ参照）を選ぶ

・食べる順番に注意を払う（野菜から食べるようにする）

③一日三食の規則正しい食事リズムを守り、間食や夜食は控《ひか》えること
④運動については、ウォーキングやジョギングなどの有酸素運動を行う時間を毎日の生活の中に取り入れることが大切
（②③④については、第5章を参照してください）

3 脂質《ししつ》異常症の予防――脂質摂取《せっしゅ》はバランスが大切

脂質異常症とは、基準値よりも
①「悪玉コレステロール」（LDL）が多い
②「善玉コレステロール」（HDL）が少ない
③中性脂肪が多い
のいずれか一つ以上が当てはまる場合を言います。
しかし、それぞれが基準値内に入っていればよいのかと言うと、そうではありません。
実は、「悪玉コレステロール」と「善玉コレステロール」の比率（LH比）が重要で、

「悪玉コレステロール」に対して、「善玉コレステロール」が十分あることが大切だとされています。

ＬＨ比は、「悪玉コレステロール」（ＬＤＬ）の値を「善玉コレステロール」（ＨＤＬ）の値で割った数値で、動脈硬化は、このＬＨ比が一・五以下の状態では進みにくく、二・〇以上の状態で進むということがわかってきました。一般的には、ＬＨ比二・〇以下を目標にし、糖尿病など生活習慣病がある方は一・五以下を目標にするとよいとされています。

そのためには、「悪玉コレステロール」を多く含む動物性脂肪食品を控えめにすることだけでなく、「善玉コレステロール」を増やす効果のある青魚を十分食べることや運動することなどが勧められています。

4　禁煙と節度ある飲酒を

（1）禁煙

タバコを吸うことは、脳卒中の危険因子となるだけでなく、がんの発症率を高めたり、肺の慢性《まんせい》病を引き起こしたりします。ですから、ぜひ禁煙に取り組んでいただきたいと思います。

禁煙に関しては、禁煙補助薬の助けを借りて行うのが効果的で、「禁煙外来」を受診されることをお勧めします。全国の禁煙外来の一覧は、日本禁煙学会のホームページ（http://www.nosmoke55.jp/）の「禁煙治療に保険が使える医療機関情報」をご参照ください。

（2）節度ある飲酒

お酒は、適量であれば、血管を拡張させて血圧を下げたり、心身をリラックスさせたりする効果があります。また、赤ワインに含まれているレスベラトロールという成分は、長寿《ちょうじゅ》遺伝子を活性化すると言われています。しかし、量が過ぎると、脳卒中の危険因子となるばかりか、肝機能障害や栄養の偏《かたよ》りを引き起こします。

飲酒は、日本酒であれば一合までとし、週二～三日は休肝日《きゅうかんび》を設ける方がよいと思います。

5　脱水《だっすい》の予防――水分をこまめに摂《と》る

脱水があると血液が濃くなって脳梗塞《のうこうそく》を起こしやすくなります。ですから、身体が水分を失いやすい環境では、水分をこまめに補給して脱水を予防することが大切です。夜間に汗をかきやすい場合は、就寝前にコップ一杯の水を飲みましょう。また、夏場の暑いとき（屋外、屋内にかかわらず）、激しい運動をするとき、サウナを利用する場合などは、特に注意が必要です。

6　運動して柔軟な身体を維持《いじ》する

運動は、種々の生活習慣病を改善させて、脳卒中の発症率を三〇％も減らすことがわかっています（図４－３参照）。運動の効果は、予想以上のものがあります。

運動に関連しては、他にも興味深いデータがあります。

日本人の成人男女約五〇〇名について、身体の柔軟性と動脈硬化度との関係を調べたところ、若年《じゃくねん》、中年、高齢のどの年代でも、身体が柔軟な方が動脈硬化度が低く、特に中年と高齢のグループでは、その傾向が明確だったというものです。これらの結

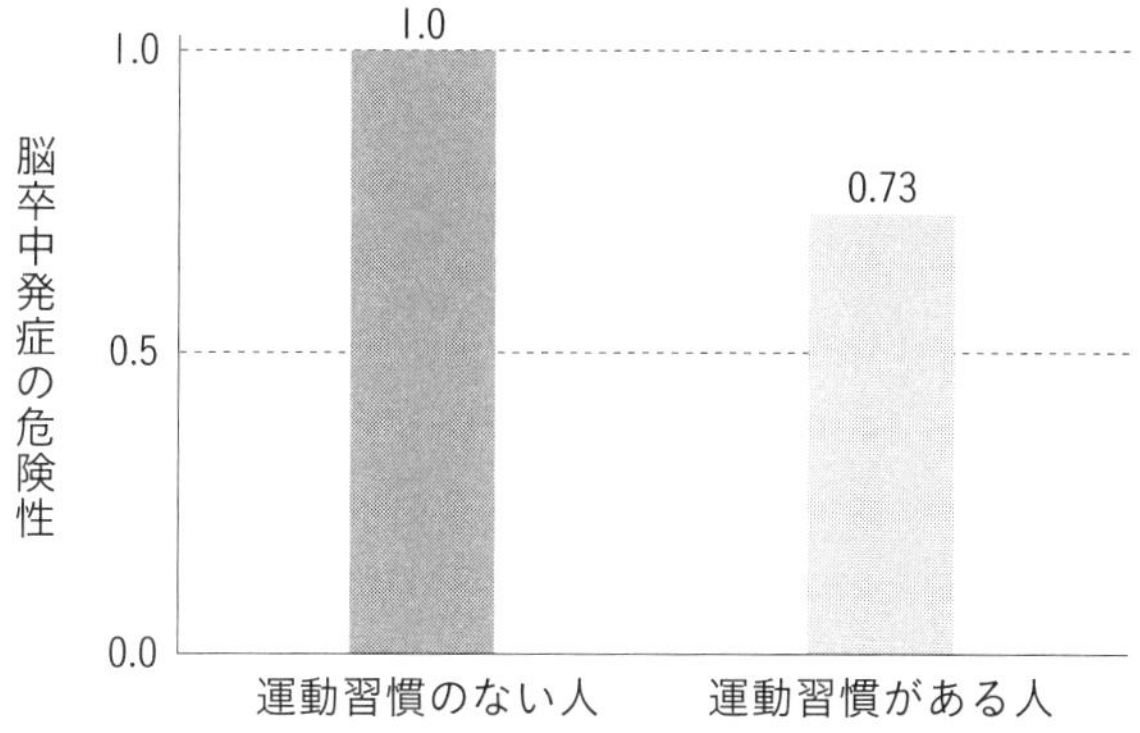

図4–3　運動習慣と脳卒中発症率

（Leeら. Stroke 2003より）

果は、「身体が柔軟である」ことが、動脈硬化予防に役立つことを示しています。

運動の種類や方法については、第5章を参照してください。

7　動脈硬化予防に役立つ栄養素を摂《と》る

動脈硬化予防に役立つ栄養素については様々な情報がありますが、ここでは科学的な根拠がある主な栄養素をご紹介します。

（1）オメガ3系脂肪酸

オメガ3系脂肪酸と呼ばれる脂質のう

ち、特にEPA、DHAには、血中の中性脂肪や「悪玉コレステロール」を低下させたり、血液をサラサラにしたりして、動脈硬化を予防する効果があります。イワシやサバ、マグロなど魚、亜麻仁《あまに》油、しそ油などの植物油に多く含まれています。

(2) 食物繊維《せんい》（水溶性）

食物繊維の中でも、水溶性食物繊維には、腸内でコレステロールなどを吸着して、血中の「悪玉コレステロール」を低下させる作用があります。海藻、果物、山芋、オクラ、コンニャクなどに多く含まれています。

(3) 抗酸化ビタミン

ビタミンC、ビタミンEなどのビタミンは、抗酸化力（酸化ストレスを打ち消す力）を持っています。「悪玉コレステロール」が酸化されて実際に悪玉として作用することを阻止し、動脈硬化を予防します。ビタミンCは果物や野菜全般に、ビタミンEは豆やナッツ類、未精白穀類《みせいはくこくるい》、肉、魚などに多く含まれています。

(4) ポリフェノール

植物が光合成でつくる色素や渋《しぶ》み・苦《にが》みなどの成分の総称で、抗酸化力があるフィトケミカルの一つです。動脈硬化を予防する効果があります。

ポリフェノールには多くの種類（緑茶のカテキンやそばのルチンなど）がありますが、特に大豆に含まれているイソフラボンは、女性ホルモンに似た構造をしており、「悪玉コレステロール」を低下させたり、血圧を低下させたりする作用があります。

(5) ビタミンB群――ビタミンB_6、B_{12}、葉酸《ようさん》

ビタミンB_6、B_{12}、葉酸のいずれかが不足しても、血中ホモシステインが増加して動脈硬化を促進します。ビタミンB_6やB_{12}は肉類や魚介類に、葉酸は肉類のほか、ほうれん草や春菊《しゅんぎく》、焼き海苔《のり》などに多く含まれています。

(6) ミネラル――カルシウム、マグネシウムなど

ミネラルの中では、特にカルシウムとマグネシウムが重要です。

カルシウム摂取《せっしゅ》が不足すると、骨や歯のカルシウムが血中に過剰《かじょう》に溶け出して、血管の石灰化《せっかいか》（動脈硬化の一つ）を起こすという、一見矛盾《むじゅん》した現象が生じます。

一方で、カルシウムのみを摂《と》り過ぎても血管に石灰化を起こすので、やはり注意が必要で、これを防ぐためには、カルシウムは、マグネシウムと一緒に摂るとよく、そのバランスは、カルシウム：マグネシウム＝２：１がよいとされています。

サプリメント――動脈硬化の予防や改善に役立つ

1　動脈硬化予防に役立つサプリメント

動脈硬化予防のためには、前節の各栄養素についてのサプリメントが役立ちます。摂取量は、一般的に推奨《すいしょう》されている量よりも多く摂《と》る方が望ましいようです。

例えば、ビタミンCは一日二グラム以上服用していただくこともあります。

ビタミンB_6、B_{12}、葉酸については、ビタミンB群が一通り入っている、「ビタミンBコンプレックス」とか「ビタミンBマルチ」などと呼ばれるサプリメントがお勧めです。ビタミンB_6が一日一〇ミリグラム以上になるのを目安にするとよいでしょう。

カルシウムとマグネシウムについては、両方を一緒に含有したサプリメントを活用することをお勧めします。

EPA、DHAは、それぞれ一日一～二グラム程度摂るとよいと考えられています。

2　動脈硬化の改善効果が期待されるサプリメント

いったん生じた動脈硬化は元には戻らないというのが一般的な通念ですが、動脈硬化の予防のみならず改善効果も期待できるのが、凍結《とうけつ》乾燥ミミズ粉末（薬用のミミズ）を主成分とするサプリメントです。血栓《けっせん》の溶解《ようかい》を促進する作用があり、凍結乾燥ミミズ粉末の服用によって、動脈の内側に生じたプラーク（動脈硬化性の変化）が改善したという事例が日本東洋医学会などで報告されています。

当クリニックでも、頸《けい》動脈エコー検査等で動脈硬化が判明した一九名の方に、ご本人の了承のもと、この凍結乾燥ミミズ粉末を半年間服用していただき、動脈硬化の状態を検査によって追跡しました。その結果、改善効果があることが、統計的にも確認されました。今後の臨床応用が期待されるところです。

3　脳卒中のリスクが減った！――クリニックの診療録から

動脈硬化の改善と予防――上田さんの場合

上田修二さん（六二歳男性）は、明るくバイタリティあふれる会社役員の方です。仕事が忙《いそが》しい日が続く中、「目がかすむ」ことが気になり、大学病院の眼科を受診されたそうですが、その際、頸《けい》動脈エコー検査で動脈硬化性変化の一つである「プラーク」を指摘されました。

プラークとは、動脈硬化によって動脈の内壁が異常に厚くなった部位を指します。頸動脈のプラークは、それが大きくなって一部が破《やぶ》れて飛んだりすると、脳梗塞《のうこうそく》を引き起こす可能性があります。

そのことを知った上田さんは、「この若さで、どうなってしまうんだろう」「いろいろ調べても、いったんできてしまった動脈硬化にどう対処《たいしょ》したらよいのかわからない」と、ご自身の健康にとても不安を感じたと言います。

当院に相談に来られた上田さんに、動脈硬化の現状を把握《はあく》するためにいくつか検査をさせていただきました。

頸《けい》動脈エコーでは、やはりプラークを認め、プラークスコア（各プラークの厚さの合計）は二・七（正常はゼロ）で、軽度の動脈硬化症と判定できました。

動脈硬化度検査（ＣＡＶＩ）では、実年齢六二歳に対して、六〇代後半相当の血管年齢でした。

危険因子に関しては、高血圧、糖尿病、喫煙《きつえん》、脂質《ししつ》異常症は認めませんでしたが、ホモシステイン値が一六・三（基準値は一三・五以下、至適《してき》値は一〇・〇以下）と上昇していました。

頸動脈の明確な動脈硬化所見があり、血管年齢が実年齢より高くなっていること、重要な因子の一つであるホモシステイン値が上昇していることなどを上田さんにご理解いただき、ライフスタイルおよびサプリメントについて提案しました。

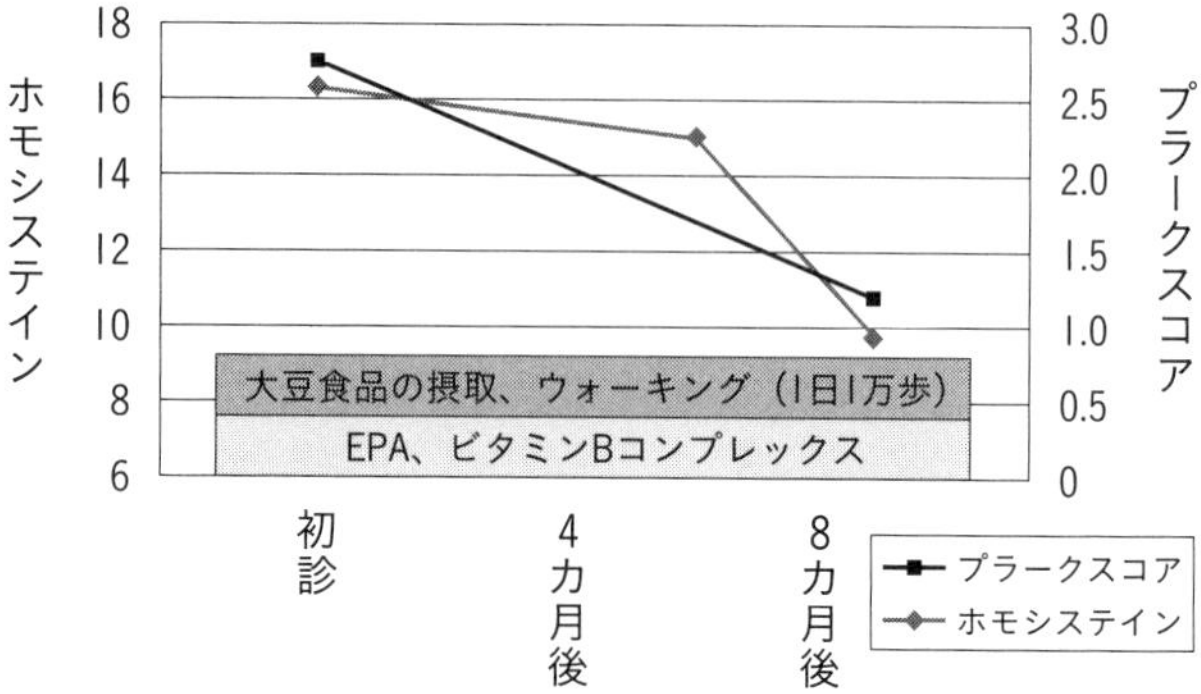

図4-4　上田修二さん(62歳男性)の ホモシステイン値及びプラークスコア

食事は比較的バランスが取れていましたが、大豆食品が少なかったのでそれを毎日摂《と》ることと、運動については一日二〇〇〇～三〇〇〇歩だったため、一日一万歩を目標にしていただきました。

サプリメントは、ビタミンBコンプレックスとEPAを摂っていただくこととしました。

その結果、約半年間で、ホモシステイン値は九・三にまで低下し、頸動脈エコー検査では、プラークが縮小して、プラークスコアが一・二に改善しました(図4-4参照)。このことは、上田さんが今後、脳卒中（主に脳梗塞）を起こすリスクが減ったことを意味します。

この結果を知った上田さんは、「動脈硬化はどうにもならないと思っていたけど、このまま食事や運動に気をつけてゆけば、まだまだ頑張《がんば》れるんですね！」とうれしそうに言われました。

現在、上田さんは、以前にも増して仕事に精を出していらっしゃいます。

凍結乾燥ミミズ粉末で動脈硬化予防——工藤さんの場合

工藤芳江さん（六三歳女性）は、穏《おだ》やかな印象の主婦の方です。

高血圧と骨粗鬆症《こつそしょうしょう》のため、当クリニックに通院中でしたが、血圧が若干高めになるときがあったため、動脈硬化の検査をしました。

すると、頸《けい》動脈エコーでプラークを認め、プラークスコアは五・九で、中等度の動脈硬化と判定されました。

また、動脈硬化度検査（ＣＡＶＩ）では、実年齢六三歳に対して、やや老化が進んだ六〇代後半相当の血管年齢でした。

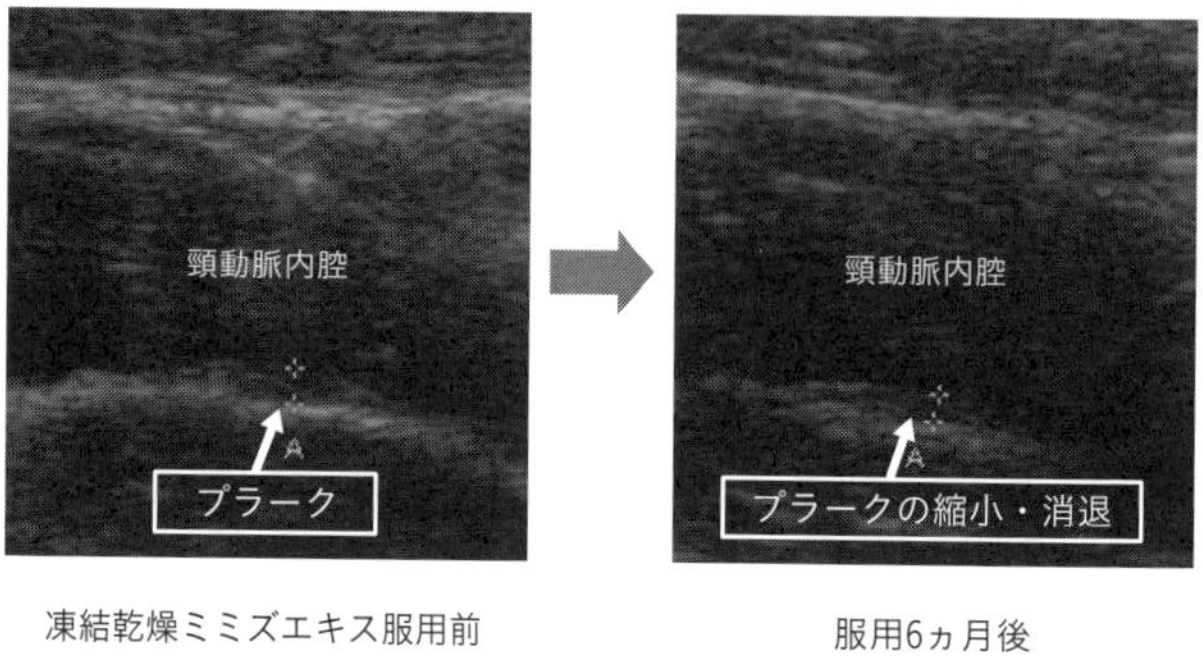

図4-5　工藤芳江さん（63歳女性）のプラークの変化

工藤さんに検査結果をお伝えし、凍結《とうけつ》乾燥ミミズ粉末を試みることをお勧めしました。

その結果、六カ月後の検査では、頸動脈エコー上、プラークスコアが二・六に改善し、動脈硬化度検査（CAVI）では、血管年齢も六〇代前半相当まで若返っていました。

工藤さんは食事の改善に努力され、「悪玉コレステロール」の値が少し下がっていましたが、それだけでここまでプラークが改善するとは考えにくく、凍結乾燥ミミズ粉末の効果による改善だと思われました。

いずれにしても、工藤さんも上田さんと同様、脳卒中を起こすリスクが減ったのです。

工藤さんは、「ありがたいです。ミミズくんに感謝ですね」とおっしゃっています。

ここまでお読みいただいておわかりのように、脳卒中は、予測して予防することができます。

その第一歩は、まず、ご自身の動脈の状態（動脈硬化や動脈瘤《りゅう》の有無）とその背景（危険因子など）を点検することから始まります。

危険因子である高血圧、糖尿病、脂質《ししつ》異常症などについては、一般的な健診や人間ドックなどの項目に検査項目として含まれていますので、それを受けることで点検できますが、動脈の状態についての検査項目は、残念ながら含まれていないことが多いのです。

しかし最近では、オプション検査として、頸動脈エコー、頭部ＭＲＩ・ＭＲＡなどができる健診施設が増えていますので、可能ならば、それらもぜひ加えてみるとよいと思います。

なお、当クリニックでは、動脈硬化に特化した「動脈硬化健診」を実施しています。また、すでに高血圧や糖尿病などで通院している場合は、担当医師にご相談してください。

脳卒中は、なす術《すべ》のない病気ではありません。

現状を点検し、日頃から食事や運動などのライフスタイルに気をつけ、適切なサプリメントの服用や、高血圧や糖尿病、脂質異常症などに対して必要な治療を受けることで予防することができます。

健康づくりの主人公は、あくまでも私たち一人ひとりです。ぜひできるところから実践していただければと思います。皆様の健康維持・増進を心より願っています。

第5章

これだけは心がけたい
食事・運動・サプリメント

江川恵子（1・2・4・5）
羽谷佳子（3・4・5）
馬渕茂樹（監修）

1　ライフスタイルの基本：食事について

この章では、寝たきりにならないために、そして日々、より健康な生活を送るために、これだけは心がけたい食事・運動・サプリメント、またその他のライフスタイルについてご紹介します。

ところで、私（江川）自身も、かつては栄養のバランスなどあまり考えずに、好きなものを好きなだけ食べていました。麺類《めんるい》やチョコレートなどの甘いお菓子も大好きで、体重のこともほとんど気にすることなく、たくさん食べるという食習慣でした。健康には自信があり、特に運動もしていませんでした。食事や運動が健康にそれほど大きな影響を及ぼすとは思っていなかったのです。

しかし、私の父は、三八歳の若さで脳卒中を起こして他界《たかい》しています。私も父の遺伝子や食習慣を引き継《つ》いでいるはずですから、当時のライフスタイルを続けていれば、今頃、父と同じように倒れていたかもしれないと最近になって思うようになりました。

というのも、クリニックでの食事指導を通して自分も勉強し、食事の改善で健康になってゆかれる患者さんの姿を見て、今では本当にライフスタイルの大切さを実感しているからです。ぜひ、「一〇〇歳まで元気！」をめざし、主導権をもってライフスタイルを変え、具体的な予防に向かってゆきたいと思います。

健全な食生活について――「食生活の基本一〇カ条」

まずは食生活です。私たちのクリニックでは、これからご紹介する「食生活の基本一〇カ条」に基づいた食事指導を大切にしています。

この一〇カ条は、患者さんが健康になるための食事を模索する中で、京都大学名誉教授の家森《やもり》幸男先生の長寿食《ちょうじゅしょく》に強い影響を受け、日本食をベースにして当クリニックでまとめたものです。脳卒中、認知症、ロコモの予防のための食事の基本がここに集約されており、さらにそれぞれの病気の留意すべき食生活をプラスします。

1　主食（ごはん、パン）・主菜（肉、魚、卵）・副菜（野菜）をそろえ、朝・昼をしっかりと食べましょう。夜は控えめに。

伝統的な日本食（主食・主菜・副菜）は、必要な栄養素をバランスよく摂《と》ることができます。

主食は、ご飯・パン・麺類《めんるい》等の穀類で、エネルギー源になる食品です（パンには塩が多く含まれており、バターをつけたりすると油脂が増えるため、できればご飯をお勧めします）。

主菜は、肉や魚、卵、大豆製品などのたんぱく質源になる食品です。副菜は、野菜や果物、海藻などで、ビタミン・ミネラル・食物繊維《せんい》源になる食品です。

ワンポイントアドバイス

外食が多い方は、主食・主菜・副菜のそろった定食を注文しましょう。そば・うどんなどの単品にせず、おひたしやサラダのサイドメニューを加えるとよいでしょう。コンビニ食でも、おにぎりやパンのみにせずに野菜サラダや納豆などを加えることをお勧めします。

2　主食：なるべく未精白のもの、低GI値（グリセミック・インデックスの略。その食品が体内で糖に変わり血糖値が上昇するスピードを計ったもの）のものを選びましょう。玄米《げんまい》、全粒《ぜんりゅう》パン、日本そば、など。

未精白食品は、ビタミン、ミネラルなどの微量栄養、食物繊維を多く含みます。また、高GI値の食品を食べると、糖質の吸収が急激になるため身体に大きな負担をかけます。一方、低GI食品は、糖質の吸収が穏《おだ》やかで太りにくいと言われています。

＊低GI値食品：そば、未精白玄米、全粒パン、中華そばなど

＊高GI値食品：うどん、精白米、パンなど

ワンポイントアドバイス

GI値が高い食品を食べるときは、他の食品のGI値を下げる効果のある「酢」や「食物繊維」「乳製品」「豆類」を合わせて摂りましょう。例えば、

もろみ酢、レタス類、チーズ、豆腐など。

3　主菜：魚と豆を毎日必ず摂りましょう。目安は、魚の切り身一切れ、豆腐半丁、納豆一パック（五〇グラム）です。

魚を毎日一〇〇グラム（切り身なら一切れ程度）食べましょう。

魚にはDHA、EPAなどのオメガ3不飽和脂肪酸（コレステロールを下げる働きをもつ脂肪酸）やタウリン（アミノ酸の一種）が多く含まれており、動脈硬化やそれに関連する病気（高血圧、脳卒中、心筋梗塞《しんきんこうそく》、認知症など）を抑《おさ》える効果があります。

しかし、DHAやEPAは、長時間置いておいたり、油で揚《あ》げたり炒《いた》めたりすると容易に酸化しますので、新鮮なお刺身や煮魚として食べるのが望ましいでしょう。

また、大豆を多く食べる地域ほど、がんの死亡率が低いことがわかっています。大豆には、たんぱく質、大豆レシチン、イソフラボンなどの栄養素が含まれています。

イソフラボンとは、女性ホルモン様作用を持つ天然成分です。血管を丈夫にしてコレステロールを下げるので、動脈硬化を防ぎ、脳卒中や心筋梗塞を予防します。また、骨からカルシウムが抜けるのを抑えるので、骨粗鬆症《こつそしょうしょう》や骨折の予防にもなります。

ワンポイントアドバイス

一人暮らしで料理が大変という方は、サバやイワシなどの青魚（DHAやEPAが多く含まれている）の缶詰を利用するのもよいと思います。また、大豆は、納豆や豆腐以外に、豆乳、油揚げ、おからなどからも摂取することができます。

4 副菜：様々な色の野菜を毎日両手一杯分、三五〇グラム以上摂るようにしましょう。

野菜や果物には、食物繊維《せんい》や抗酸化栄養素（錆《さ》びつきを防ぐフィトケミカル）が豊富に含まれており、便通を良くし、身体の酸化（錆びつき）を予防してくれます。

野菜を少なくとも一日三五〇グラム以上（両手山盛りいっぱい）摂ることをお勧めします。緑黄色野菜（にんじん、ほうれん草、ブロッコリー等）、淡色野菜（玉ねぎ、レタス、キャベツ等）をバランスよく、葉菜類と根菜類もまんべんなく摂ることを心がけましょう。

ワンポイントアドバイス

様々な野菜を加えたスープやお味噌汁などをつくっておく（塩分を控えて）と、手軽に野菜を摂ることができます。特に忙しい方は、市販の野菜ジュースでの代用も考えられます。

5　甘いもの：お菓子、ジュース、果物の摂り過ぎに注意しましょう。

甘いものを摂り過ぎると、血糖が急上昇し、インスリンが過剰《かじょう》に分泌《ぶんぴつ》され、動脈硬化につながります。血糖が急激に上昇しないように工夫されたお菓子（低ＧＩ食品）も販売されています。果物に含まれる果糖も糖分なので、リンゴなら一日一個、ミカンなら二個、バナナなら一本程度としましょう。

6　油：オリーブ油、亜麻仁《あまに》油（加熱不可）などがお勧めです。飽和脂肪酸（食肉、バターなど）を摂り過ぎないようにしましょう。

肉、卵などの動物性脂肪（飽和脂肪酸）や、マーガリンなどに多く含まれるトランス脂肪酸（主として食用油の生成過程で形成される物質）の摂り過ぎは動脈硬化につながります。

ワンポイントアドバイス

植物油の中でも特にオリーブ油やキャノーラ油は悪玉コレステロール（動脈硬化を促進させるコレステロール）を下げる働きがあり、お勧めです。

7　塩分：日本は減塩後進国、塩分は意識して減らしましょう。WHO勧奨量は六グラム／日です（そば六グラム／食、梅干し二グラム／個、みそ汁一・五グラム／椀の塩分が含まれています）。

塩分を多く摂る地域ほど血圧が高く、脳卒中による死亡率が高いというデータがあります。また、塩分を摂り過ぎると胃がんのリスクが高くなります。外食、コンビニ食、加工食品には塩分が多く含まれているので気をつけましょう。

ワンポイントアドバイス

適度な香辛料、酢、レモンなどを使用し、醤油《しょうゆ》や味噌《みそ》の量を減らしましょう。野菜を食べると、過剰な塩分を体外に排出することができます。市販の健康器具には、一日の塩分量を推定する器具（塩分摂取量簡易測定器）や、ご自分の味覚が健康なものかどうかを点検する器具（電子塩分計）などがあります。これらを活用することも有効です。

8　アルコール：できれば控えめに。目安は、日本酒一合、ウィスキーダブル一杯、ビールロング缶一本、ワイングラス一杯です。

アルコールの飲み過ぎは、肝臓が障害を受ける頻度《ひんど》を高めてしまいます。また、糖尿病、虚血性心疾患《きょけつせいしんしっかん》、心筋梗塞《しんきんこうそく》、高血圧などを発症させる誘因にもなります。

ワンポイントアドバイス

おつまみも、低GIで糖の吸収をゆるやかにする食物繊維が豊富な豆類（枝豆、冷ややっこなど）、酢の物、乳製品を選びましょう。

9　発酵《はっこう》食品：ヨーグルト（無糖、低脂肪）を毎日二〇〇グラム以上摂ることをお勧めします。

納豆、ヨーグルト、チーズ、キムチ、味噌などの発酵食品は、その中に含まれる納豆菌や乳酸菌が腸内の環境を整え、便秘を防ぎ、免疫《めんえき》を強化してくれるため、アレルギーを予防します。

ワンポイントアドバイス

ヨーグルトは、なるべく無糖、低脂肪のものをお勧めします。また、生きて腸まで届く乳酸菌が使用されているものを選ぶとよいでしょう。

10　きのこ（まいたけ、しいたけなど）、海藻（めかぶ、もずくなど）、にんにく、セ**リ科植物（にんじん、セロリなど）、キャベツ、しょうがは「がん予防効果」が高いと言われています。できるだけ摂るように心がけましょう。**

きのこにも、免疫のバランスを整《ととの》える働きがあります。しいたけ、しめじ、えのきだけなど、身近で入手できるきのこで効果があります。

以上が「食生活の基本一〇カ条」です。

一度に全部実行するのは難しいと感じる方は、3「魚と豆を毎日必ず摂ること」、7「塩分は意識して減らすこと」、9「ヨーグルト（無糖、低脂肪）を毎日二〇〇グラム以上摂ること」の三項目をできるだけ実行することをお勧めします。

2 ライフスタイルの基本：運動について

基本的な運動は三つある

食事とともに大切なのが「運動」です。ここまでの章でも、「ロコトレ」「運動することが認知症の進行を防ぐ」「体が柔軟な方が動脈硬化度が低い」など、運動の大切さが述べられてきましたが、ここでは一般的な運動についてご紹介します。

基本的な運動には、①有酸素《ゆう》運動、②筋力トレーニング（筋トレ）、③ストレッチの三つがあります。

1　有酸素運動とは

有酸素運動は酸素を取り込みながら行う運動で、ウォーキング、ジョギングや水泳などです。これに対して、無酸素運動とは瞬間的に大きな力を使う運動で、具体的にはスクワットや短距離走などです。

有酸素運動では、運動を始めた直後は炭水化物のエネルギーを利用しますが、運動を続けると炭水化物の利用が減り、脂肪組織からの放出が増加する遊離《ゆうり》脂肪酸（脂肪細胞に蓄《たくわ》えられた中性脂肪が分解されてできる脂肪）が使われるようになります。

このように、直接脂肪を燃焼させるためには、有酸素運動が効果的です。そして、善玉コレステロール（血管内壁にへばりついて動脈硬化を引き起こすコレステロールを引き抜いて、肝臓まで運ぶ働きをする）を増やすことができるのが、有酸素運動です。

ウォーキングは、一日八〇〇〇歩以上をお勧めします。

2　筋力トレーニング（筋トレ）

第2章でご紹介した「ロコトレ」の「開眼片脚立ち《かいがんかたあしだ》」と「スクワット」は、下肢《かし》筋力を鍛《きた》える筋トレにあたります。

筋トレを行うことによって、基礎代謝（筋肉、内臓、脳などを動かすために消費する代謝）が上がります。

また、筋トレによって乳酸を出すことで、成長ホルモンの分泌《ぶんぴつ》を刺激することができます。乳酸はかつては疲労の原因物質と考えられていましたが、現在では重要なエネルギー源とされ、運動による筋肉疲労を早期に回復させる役割を持つとも言われています。

この乳酸が成長ホルモンの分泌を促《うなが》してくれます。成長ホルモンとは、子どもの成長に伴《ともな》って盛んに分泌されるホルモンですが、大人でも筋肉などあらゆる細胞の修復や強化、すなわち若返りやアンチエイジングの効果があると言われているのです。

毎日のライフスタイルの中に、ロコトレを組み入れることをお勧めします。

3 ストレッチ

ラジオ体操をはじめ、スポーツの前に行う準備運動は、それぞれ形式は違いますが、共通の目的は筋温《きんおん》の上昇と関節可動域の拡大です。

それに対して、運動後に行うストレッチは、トレーニングやスポーツ等によって筋肉内に留《た》まった疲労物質を除去し、緊張している筋肉を緩和《かんわ》させる効果があります。また、副交感神経が優位な状態に導くため、気持ちをリラックスさせる効果もあります。

私（江川）自身は、年齢とともに身体の基礎代謝が落ちている実感があったため、運動への欲求が高まって、それまで使っていた自転車を一切《いっさい》やめ、歩くようにしました。週一回、休日にジムにも通いました。運動で汗をかくことでリフレッシュするとともに、体力がついてきて、基礎代謝力も少し上がってきたようです。肩こりも治り、運動の大切さを心から実感しています。

3 ライフスタイルの基本：サプリメントについて

サプリメントとは

サプリメントは「サプリ」とも呼ばれ、特に健康志向の方々には大変活用されている補助食品です。病気の予防や、より健康的な身体を維持《いじ》してゆくために、サプリメントの活用をお勧めします。

私（羽谷）自身、毎日数種類のサプリメントを利用しています。仕事柄、食事の時間が不規則になりがちで、しかも外食が多く、野菜や果物が不足しがちで、睡眠不足やストレスを抱《かか》えるなど、まさに不健康な現代人の象徴のような日々を過ごしています。

以前は、ハードな日勤夜勤が続いた次の休みには、疲労感が強くありました。しかし、今は、ハードな日々を過ごしていても、身体も心も元気で活動することができるようになりました。その背景の一つには、身体の細胞に必要な栄養分をサプリメントの利用で補っているからだと実感しています。

皆様にもぜひサプリメントの知識を深めていただき、まず身体の状態に適切で、かつ品質のよいサプリメントを、日常生活の中に組み入れていただければと思います。

そもそも栄養素がなぜ必要なのか

私たち人間の身体は約六〇兆個の細胞から成り立っており、細胞が集まって組織や器官が形づくられています。その細胞たちの元気の源は、栄養素です。食物を摂《と》ることで、様々な栄養素を摂取することができます。

栄養素のバランスが崩《くず》れて過不足が生じると、細胞は本来の活動ができなくなり、元気がなくなります。細胞の元気がなくなれば、身体も元気がなくなるというわけです。ですから、健康で元気に過ごすためには、必要十分な栄養素を身体（細胞の一つ一つ）に送り込んであげることがとても大切になります。

栄養素の働きは、次の三つに大別されます。

①運動や思考など、生命活動のエネルギー源となる
②筋肉や血液、内臓など身体の構成成分となる
③エネルギー代謝《たいしゃ》や新陳《しんちん》代謝などを円滑《えんかつ》にする調整役となる

このような身体の組織や活動などにかかわる栄養素の中で、脂質《ししつ》、糖質、たんぱく質を「三大栄養素」、それにビタミンとミネラルを加えたものを「五大栄養素」と呼んでいます。私たちは、これらの栄養素を食事として食物から摂取《せっしゅ》しているのです。

食生活の弱点をサプリメントで補う

現代の日本人の食生活は、カロリー過多、微量栄養素の不足など、いくつかの問題を抱《かか》えています。食卓の「欧米化」の影響で、私たちの食生活は動物性たんぱく質、

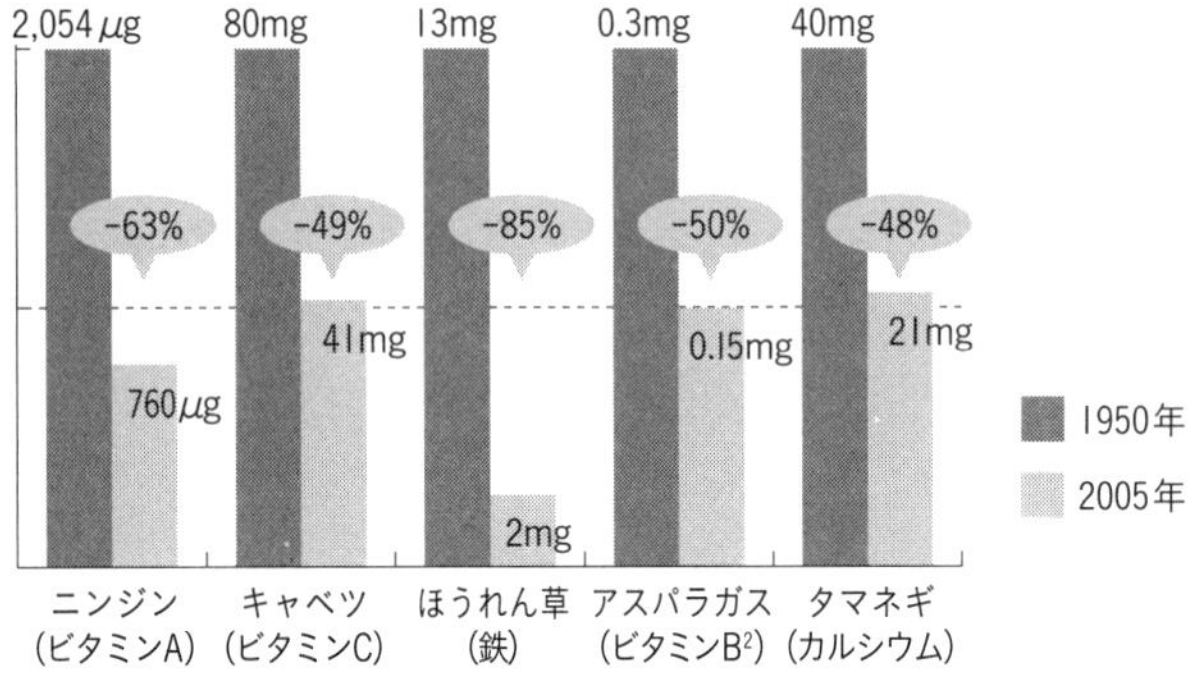

※栄養価は日本食品成分表をもとに、1950年「初版」、2005年は「五訂増補版」より算出

図5-1　野菜100gの栄養素の年代による変化

脂肪、白砂糖の過剰摂取《せっしゅ》という問題に直面することになりました。また、加工食品が多くなり、食事から摂《と》れるビタミン、ミネラル、食物繊維《せんい》の量が減少しました。

食材自体の栄養価の低下も深刻です。最近の食物は、同じ形、色の野菜でも、三〇年前とは味も香りも異なるように、栄養素の含有量が少なくなってきたと言われています。長年にわたる過度の農業生産に加え、化学肥料や農薬、成長促進剤などの多用によって、土壌のビタミンやミネラルの不足や偏りが生じているためです（図5－1参照）。

また、食生活の問題が深刻化するのと

軌《き》を一《いつ》にして、社会のストレスはますます増大しています。私たちは、排気ガスや電《でん》磁《じ》波《は》、食品添加物など、老化を促進する因子に囲まれて生活していると言っても過言ではありません。

ストレスは、多量のビタミンを消費します。ストレスに負けない身体をつくるためにも、十分なビタミンやミネラルの補給が大切になってきます。

このように、本来であれば食事で摂取することが望ましい栄養素ですが、食事だけでは間に合わない状況が生まれています。そのため、食事で補えない栄養素をサプリメントで摂取、補強してゆく必要があります。

サプリメント購入と摂取の際の留意点

サプリメントはここ数年で急速に認知度を上げており、ドラッグストアやインターネット上で多くのサプリメントが販売されるようになりました。

ここで、サプリメント購入と摂《せっ》取《しゅ》の際の留意点を考えてみましょう。

1　製品の品質と内容

サプリメントの製造や保存、販売過程での品質管理は、大切な要素です。

ＧＭＰ基準（Good Manufacturing Practice：厚生労働大臣が定めた品質管理基準）を取得している製造工場で生産されているか、チェックしておく必要があると思います。

また、日光の当たる店頭に並べられていたサプリメントは、抗酸化作用を失っている可能性があります。さらに製造年月日の確認も大切です。製造後に経過した時間が長くなればなるほど、効力は失われてゆきます。特にビタミン類は八カ月を経過すると、その作用が半減すると言われています。

2　摂取の仕方・摂取量

同じ製品でも、摂取する量やタイミング、他の素材や薬品との飲み合わせで、有効性に差が生じる場合があります。摂取方法をメーカーに問い合わせるのも一案です。

サプリメントの摂取量は、およその目安量が決められていますが、日本の栄養素の摂取基準は、各栄養素が欠乏症にならないように設定された値となっています。しかし、この基準値では、健康増進や病気予防ということのためには、必要な栄養素の補給が十分に得られない場合が生じることもありますので、ご留意ください。

3　原材料と添加物

パッケージの裏の原材料表示を確認し、最初の方に、食品とは思えない成分や糖類、添加物などが並んでいる場合、栄養素よりも添加物・賦形剤《ふけいざい》の含有量が多いサプリメントである可能性が高いと考えられます。これらの添加物がなるべく少ないものを摂取することをお勧めします。

「ビタミンB」「VB」など、栄養素の名称が直接書いてあるものは、原料が合成であると言えます。天然由来の原料を使用している場合は、大豆油（ビタミンE含有）、酵母《こうぼ》（ビタミンB含有）など、食品に近い名称が表示されますので、この点も確認してください。

近年、サプリメントの利用者が増えるにつれて、サプリメントによる健康障害も報告されるようになってきました。また、医薬品との相互作用で、薬効やサプリメントの効果が通常以上に強く現れたり、逆に弱まったりすることもあります。

したがって、サプリメントを選ぶ際は、ある程度の知識と慎重さが必要です。

できれば、抗加齢医学の専門医や指導士、NRサプリメントアドバイザーに相談し、ご自身に適切なサプリメントを選択してゆくことが望ましいでしょう。

基礎サプリメントとトッピングサプリメント

1　基礎サプリメント

誰《だれ》もが最初に選んだ方がよいベースとなるサプリメントで、すべての人に必要な基本的な栄養素の補給を目的としたものです。基礎サプリメントとしては、①マルチビタミン&ミネラル、②ビタミンDの二つをお勧めします。

（1）マルチビタミン&ミネラル

ビタミンは、エネルギー代謝に必要な酵素《こうそ》の働きを助ける補酵素として欠かせない存在であり、他にも様々な働きをしています。

ビタミンには、ビタミンA・B群・C・D・Eなど一三種類が存在し、サプリには、この中から「K」を除いた一二種類のビタミンが入ったものが多くあります。

ミネラルは一〇〇種類近く存在しますが、その中でも人が生きてゆく上で欠かせない「必須《ひっす》ミネラル一六種類」の中から、すでに多くの人が摂《と》り過ぎている「ナトリウム」「リン」などを除いた、一〇〜一一種類が入ったものが主流になります。

マルチビタミン&ミネラルとは、体内に必要なビタミンやミネラルを一〇種類以上バランスが取れるように配合して、サプリメントとして一度に手軽に取れるようにしたもので、摂取することにより体調維持《いじ》ができるなどの効果があります。

（2）ビタミンD（予防的摂取量の目安：四〇〇IU）
ビタミンDは脂溶性《しようせい》のビタミンで、カルシウムやリンの吸収に関与します。また、筋力低下の予防、肥満予防、がん予防にも関与することがわかっています。衰弱した筋肉に栄養素を導入し、元気にはたらく筋肉にしたり、肥満防止のために肥大した脂肪細胞を監視し、正常な脂肪細胞にしたりする働きがあるのです。さらに、がんに対しては新生血管の増殖抑制、がん遺伝子の修復などによって予防効果をもたらすと言われます。

ビタミンDは、太陽光線を浴びることによって皮膚で合成されるので、なるべく一日に少しでも太陽光線を浴びるようにしましょう。

2　トッピングサプリメント

トッピングサプリメントとは、各人の症状や用途に合わせて加えるサプリメントで、特殊な機能性を持つ成分が配合されています。

寝たきりにならないために、第2章ではロコモ予防のための栄養素、第3章では認知症予防のための栄養素、第4章では脳卒中予防のための栄養素を取り上げました。

ここでは、それらの栄養素を効率よく摂取《せっしゅ》できるサプリメントをご紹介します。

なお、摂取量については、一般的に言われている摂取量の目安を記載したものと、予防的摂取量の目安を記載したものがあります。

予防的摂取量は、同志社大学教授の米井嘉一《よねい》先生が、著書『アンチエイジングのすすめ』の中でアンチエイジングのための摂取量として紹介されている値を参照しています。摂取過多により逆効果になる場合もありますので、予防的摂取量以上の摂取は医師に相談してください。

（1）脳卒中を予防するためのサプリメント

○EPA、DHA［オメガ3系脂肪酸］（予防的摂取量の目安：EPA：八〇〇ミリグラム、DHA：六〇〇ミリグラム）

善玉コレステロールを増やしたり、血小板の凝集《ぎょうしゅう》を抑《おさ》えることで血栓《けっせん》を予防したりする効果があります。

○ビタミンC（予防的摂取量の目安：一〇〇〇～二〇〇〇ミリグラム）

水溶性の抗酸化作用が強いビタミンで、コレステロールの酸化防止や免疫力《めんえきりょく》を高める効果があります。

○ビタミンE（予防的摂取量の目安：四〇〇～六〇〇IU）

脂溶性の抗酸化ビタミンで、細胞膜や血管の損傷を防御《ぼうぎょ》し、健康な血管系を維持します。

○凍結《とうけつ》乾燥ミミズ粉末（薬用ミミズ）

血栓の溶解《ようかい》を促進する効果があり、動脈硬化の改善が期待できます。当院でも、動脈硬化改善の研究結果を発表しています。

（2）認知症を予防するためのサプリメント

○フォスファチジルコリン（レシチン）

「脳の栄養素」と呼ばれ、情報伝達物質としての働きがあり、記憶力の衰えや認知症の予防に効果があります。

○フォスファチジルセリン（摂取量の目安：二〇〇〜三〇〇ミリグラム）

脳神経細胞の情報伝達機能をスムーズにする作用があり、神経細胞には欠かせない成分です。細胞内への栄養素の取り込みや老廃物《ろうはいぶつ》の排出に深く関与し、脳細胞の正常化をはかっています。

○イチョウ葉

血管拡張、血行促進、血栓防止、血圧の調整などの作用があり、記憶力低下や認知症など加齢に伴《ともな》う症状に効果があるとされています。

（3）ロコモを予防するためのサプリメント

○ビタミンD
カルシウムの吸収促進、骨への運搬《うんぱん》などの働きがあり、骨粗鬆症《こつそしょうしょう》の予防に効果があります（一八三ページを参照）。

○プロテイン［乳清たんぱく、大豆たんぱく］（摂取量の目安：体重一キロに対して一〜一・二グラム）
身体を構成する栄養素として必要不可欠のもので、不足すると体力や脳の働きの低下、成長障害などの症状が現れます。

○カルシウム＆マグネシウム（予防的摂取量の目安：カルシウム二五〇〜七五〇ミリグラム［単体］）
カルシウム：マグネシウム＝2：1が理想的なバランスと言われています。

骨密度《こつみつど》の低下を防ぐ、血圧を下げて心臓病や動脈硬化を予防する、イライラを解消して精神を安定させるなどの効果があります。
○ビタミンK（摂取量の目安：六〇～七五マイクログラム）
骨からカルシウムが流出するのを抑《おさ》えるなどの働きがあり、骨粗鬆症の予防に効果があります。

（4）その他　元気な身体のためにお勧めしたいサプリメント
○ヘム鉄（予防的摂取量の目安：五〇～二〇〇ミリグラム）
鉄不足になると、皮膚が青白くなる、疲労感、動悸《どうき》、息切れなどの症状が現れます。身体の元気に欠かせないミネラルで、ダイエット中、妊娠中、激しいスポーツをする方にお勧めです。特に女性にはお勧めのサプリメントです。
○コエンザイムQ10《キューテン》（予防的摂取量の目安：五〇～一〇〇ミリグラム）
細胞のエネルギー生成に不可欠な物質で、不足すると心臓をはじめとする臓器や脳、筋肉、肌の衰えといった老化現象を招《まね》くと言われています。加齢に伴《ともな》って体内の保有量と合成量が減るので、四〇歳以降は特に取り入れたいサプリメントです。コエンザイムQ_{10}には酸化型と還元型がありますが、還元型をお勧めします。なぜなら、体内で実際に活用されるのは還元型の状態であること、酸化型は体内で還元型に変換されてから使われるので、還元型への変換の効率が年齢やストレス等で安定しないところがあるからです。

○乳酸菌

腸内環境を整《ととの》え、消化・吸収・排泄《はいせつ》を促《うなが》します。免疫力《めんえきりょく》の強化、花粉症やアトピー性皮膚炎などのアレルギー症状の緩和などに有効です。

4 ライフスタイルの基本：睡眠・呼吸・入浴について

質の高い睡眠を取るには？

睡眠によって、身体の疲れを取り、脳を休めることができます。睡眠中には様々なホルモンが分泌《ぶんぴつ》され、身体を修復し、新陳代謝《しんちんたいしゃ》を促《うなが》して、日中の活動で疲れた身体を効率よく修復してくれます。

特に、睡眠後すぐに出てくる成長ホルモンは、骨を伸ばす、筋肉を増やす、痛んだ組織を修復し、脳を休ませて心身の疲れを回復させる、肌の新陳代謝を活発にさせるなど、体内で重要な役割を担《にな》っています。

また、睡眠にはリズムがあります。心身ともに深く眠っているノンレム睡眠と、身体は眠っているが脳は覚醒《かくせい》状態のレム睡眠が約一時間三〇分でワンセットになり、それが一晩に数回繰《く》り返されています。成長ホルモンは、入眠直後の深い眠りの状態にあるノンレム睡眠のときに多く分泌されているのです。

質の高い睡眠を取って、生き生きとした毎日を過ごすために、以下のことを心がけてください。

・就寝前三時間はアルコール、カフェイン、ニコチン、食事などの摂取《せっしゅ》をなるべく控《ひか》えましょう。

・就寝前は音楽を聴いたり、読書をしたりするなど、ゆったりとくつろいでみましょう。

・ぬるめのお湯に時間をかけてゆっくり入り、アロマバスや足浴《そくよく》などでリラックスしましょう。

・適度な運動、とりわけストレッチ運動は疲れを取り、リラックス効果をもたらします。

・室温、湿度、音、照明などの睡眠環境を整《ととの》えましょう。寝室の明かりは消して、真っ暗になるようにしましょう。

呼吸も大切なライフスタイルの一つ

私たちは、ふだん当たり前のように呼吸をしていますが、呼吸も立派な運動です。例えば、毎日、腹式呼吸を行うだけでも、身体にプラスの効果をもたらすことができます。

自律神経は、自動的にコントロールされているのですが、その中で唯一《ゆいいつ》コントロールできるものが呼吸です。呼吸が自律神経に直接働きかけ、そのバランスを調整してくれます。また、代謝の上昇によって体脂肪を燃焼させ、新鮮な酸素を大量に体内に取り組むことで血液が浄化され、循環《じゅんかん》がよくなるといった効果が期待できます。

1　腹式呼吸の方法

腹式呼吸のトレーニングの方法と、日常生活の中での取り組み方についてご紹介したいと思います。

トレーニングにおいては腹式呼吸の型があります。図5－2（一九四～一九五ページ）を参照して、日常的に腹式呼吸を行えるようにしてみてください。

腹式呼吸か胸式《きょうしき》呼吸かは、肩を見ればわかります。呼吸のとき、肩が動いていれば胸式呼吸となっています。

胸式呼吸は交感神経優位となり、腹式呼吸は副交感神経優位となります。

交感神経優位とは、活動しているとき、不安・恐怖・怒りなどストレスを感じているときで、状況の変化にすばやく対応できるように身体が準備している状態です。

一方、副交感神経優位とは、睡眠時、リラックスしているとき、ゆったりと落ち着いているときで、身体の修復が主な役割になります。

健康的な入浴とは？

入浴には、身体を清潔に保つというだけでなく、疲労回復やリラクゼーション効果があります。また、半身浴などでじっくりと汗をかくことによって、尿に排出されない有害物質を汗とともに体外に排出するデトックス効果もあります。

そのために、リラクゼーション効果とデドックス効果を高める入浴剤や、バスソルト（風呂用の塩）などを利用してもよいでしょう。

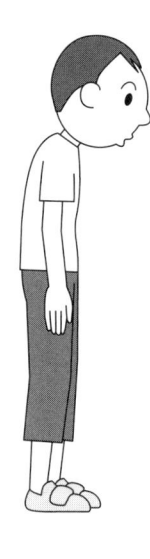

3. 鳩尾（みずおち）を落とし、
身体の力を抜きます（腹式呼吸の基本姿勢）。
これで腹式呼吸をする前提が整います。

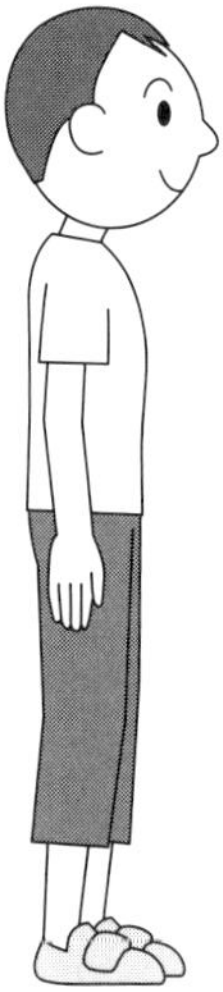

4. 息を思い切り吐いて、力を抜いていれば、
自然に空気は入ってきます（呼主吸従）。
お腹がふいごのように膨らんだりへこんだりしますが、
肩はほとんど動きません。
歌を歌うときの呼吸と言ってもよいかもしれません。

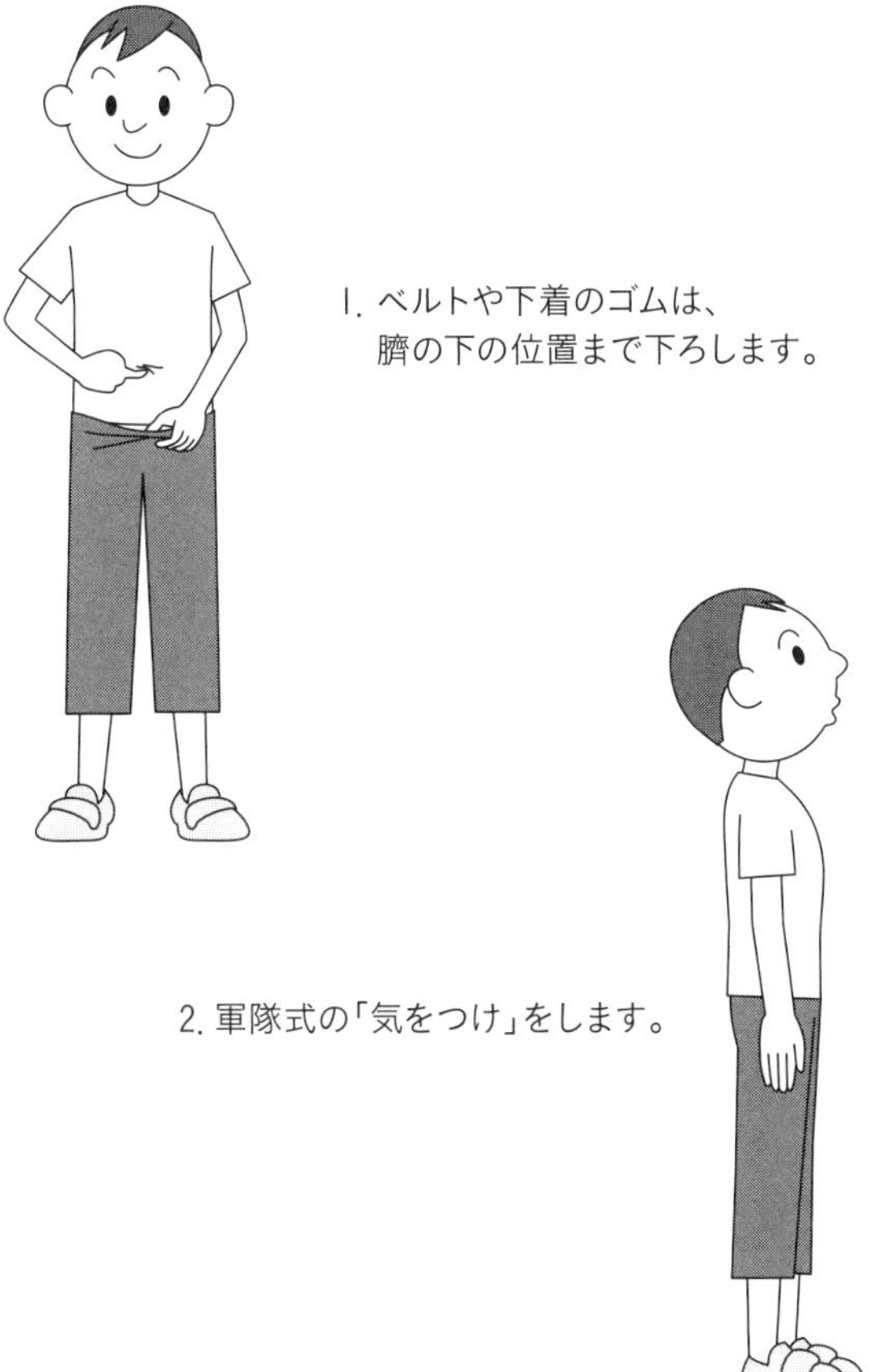
1. ベルトや下着のゴムは、
臍の下の位置まで下ろします。
2. 軍隊式の「気をつけ」をします。

図5-2　腹式呼吸

入浴デトックス効果のある半身浴のポイントについてご紹介します。

・お湯の温度は体温より少し高めの三七～三九度くらい
・水面の高さは、おへその下（湯船の中に低い椅子《いす》や洗面器を逆さまにして置き、腰かける）
・入浴時間は二〇～三〇分が理想的

このように、日々の生活の中で、睡眠、呼吸、入浴について少し工夫してゆくだけで、より健康な身体のための基礎をつくることができるのです。

5 ライフスタイル改善の事例と健康づくりの「三種の神器」

では、ライフスタイルの改善によって、薬がいらなくなったり、元気になられた方の事例をご紹介します。

一〇年間飲み続けた抗アレルギー剤からの解放

田中明子さん（三〇代女性）は、医療関係のお仕事をされている方です。

二〇代の頃より蕁麻疹《じんましん》が出て、一〇年間、抗アレルギー剤を服用していました。薬を服用しないと蕁麻疹が出るので、ずっと薬の服用をやめられないでいたのです。

しかし、薬を飲み続けることへの不安もあり、将来のことを考えると、別の薬に変えた方がいいのではないか、と診察時に医師に相談されました。

医師は、緊張をほぐす作用のある漢方薬を試してみることにしました。同時に田中さんは、医師からアドバイスを受けたライフスタイルの改善に取り組み始めました。

食事は、主食を玄米に変えて魚と野菜を増やし、チョコレートなどの甘いお菓子は極力減らすようにしました。また、睡眠にも注意し、寝る時間が遅くならないようにライフスタイルを変えていったのです。

その結果、一〇年間やめることができなかった抗アレルギー剤を一切《いっさい》飲まなくても、蕁麻疹が出なくなりました。田中さんは、日々のライフスタイルが与える影響の大きさを実感し、継続して実践されています。

ライフスタイルの改善とサプリメント服用で体調と気力が回復

高田文代さん（六〇代女性）は主婦の方です。

六〇歳の頃から体力や記憶力の衰えを感じていたものの、取り立てて大きな病気もなく、週三日のパートタイムの仕事をし、地域のボランティア活動もされる忙しい日々を送っていました。

しかし、六五歳を過ぎた頃より身体の疲れが抜けず、何日も寝たり起きたりが続き、何かをする気力がなくなるなど、家事やボランティア活動もままならなくなりました。

身体に不安を感じた高田さんは、いくつかの病院を受診して相談し、検査を受けましたが、異常は見つかりませんでした。

そんな中で、当院を受診されたのです。

血液検査を行うと、確かに異常はないのですが、アルブミン値が三・八、GOT／GPT値も二〇を切るなど、分子栄養学的な観点から見ると栄養素が不足していることがわかりました。

また、お話を伺《うかが》う中で、食事や睡眠などライフスタイルも整《ととの》っていないことがわかりました。そこで、高田さんにはライフスタイルの改善とともに、いくつかのサプリメントを提案しました。

ベースを整える基礎サプリメントとしてのマルチビタミン&ミネラル、ビタミンB群、ビタミンCを二グラム、ビタミンE、コエンザイムQ_{10}を一〇〇ミリグラム、プロテイン（乳清のたんぱく質）を摂取《せっしゅ》していただきました。

また、遅くとも二四時には就寝し、就寝前の甘いものは控え、食事は魚や大豆製品などの摂取に意識的に努めていただくようにしました。

高田さんは、ヨーグルトにきなことプロテインを混ぜたものを毎朝食べ、提案したサプリメントもきちんと服用されました。

そうするうちに徐々に体調がよくなり、気力も回復してきたのです。

七〇歳が間近となった今、大きな病気もなく、再び元気にボランティア活動をされ、充実した毎日を送っていらっしゃいます。

健康づくりの「三種の神器」——血圧計・体重計・万歩計

これまで食事、運動、サプリメント、睡眠、呼吸、入浴とライフスタイルについて述べてきましたが、日々のライフスタイルの大切さを感じていただけたでしょうか。ぜひ生活の中で実践していただければと思います。

そして、健康管理において、日々取り組んでいただきたいことがあります。

ある医師が、健康づくりの「三種の神器」と称《しょう》して、①血圧計、②体重計、③歩数計（万歩計）をあげていました。

これらは、日々の健康管理、健康維持にとってとても有効です。

1　血圧計

四〇歳を越えたら、一日一回は血圧を測《はか》ることをお勧めします。

同じ時間帯、同じシチュエーション（例えば起床後、トイレに行き、洗面してから測る）、同じ姿勢（座って測るのが基本）、いつも同じ側で（日によって左右を変えない）、心臓の高さで測る、というのが原則です。血圧は、一日一回測るならば、朝がよいでしょう。

2　体重計

「計るだけダイエット」というダイエット法があるのをご存じでしょうか。

毎日、朝の体重と夜の体重を測って記録を残すだけで、少しずつスリムになってゆくというものです。

一日一回の測定と二回の測定では、確かに体重が増加していた場合の立ち止まり方が違ってくるように感じます。一日二回だと、体重が増えたとき「しまった。どうして増えたのだろう」と立ち止まって考える行動につながります。

また、「夕食を食べすぎたかしら」「普段より運動が少なかったのかな」など、体重増加の原因も考えやすいように思います。

毎日一回の測定でもよいですが、余裕のある方は朝と夜の体重を測ることにトライしてはいかがでしょうか。

3　歩数計（万歩計）

ポケットに入れて毎日持ち歩き、一日に何度か歩数をチェックすることが有効活用の秘訣《ひけつ》だと思います。携帯電話のアプリでもかまいません。

八〇〇〇歩（一万歩ならさらによい）を達成目標にして、例えば昼と夕方にチェックをすれば、今日は目標達成可能か否かの目処《めど》が立ちやすいと思います。

目処が立ちにくい日は、「その場ジョギング」（同じ場所で足踏みをしながら、体を支《ささ》えている片方の足を「く」の字に曲げながら屈伸《くっしん》させて身体［頭の高さ］を上下させる）、「その場ウォーキング」（同じ場所で少しウェストをひねり、肘《ひじ》は真後ろに引くようにする。親指で蹴《け》り上げるように足踏みをする）で目標達成しましょう。

初めから全部行うことは難しくても、まず「これだけは必ず実行する」と一つ決めて続けることが大事です。

そして、それが習慣として身についてきたら、もう一つ実行することを増やして継続してゆくといった具合に、無理なく続けてゆきましょう。

一〇〇歳まで元気に生きるライフスタイルをつくってゆこう

毎日の食事、運動、サプリメント、睡眠、呼吸、入浴などのライフスタイルが未来をつくり、その主導権は自分自身にあることを実感していただけたでしょうか。

お仕事で多忙な方も、一つでも二つでもできることから実践し、加齢にともなって起こりやすくなるロコモ、認知症、脳卒中の予防の一歩を歩み出していただければ、これほどうれしいことはありません。

ぜひここから、一〇〇歳まで元気に生きるライフスタイルをつくってゆきましょう。

第6章

健康診断こそ予測・予防の要

穴水聡一郎

1　健診の必要性と健診の種類

健診はどうして必要なの？

読者の皆さんは、ご自分の健康状態に関心があり、健康診断（健診）の必要性も感じていらっしゃる方が多いのではないかと思います。しかし、二〇一三年一月に内閣府が行った「がん対策に関する世論調査」によると、がん検診の受診率は二〇〜三〇％で、受診する方よりも受診していない方の割合が圧倒的に多いという結果でした。

そして、「がん検診を受けない理由」は、「受ける時間がない」（四七・四％）がトップで、「がんとわかるのが怖い」（三六・二％）、「経済的に負担」（三五・四％）、「自分は健康だから大丈夫！」（三四・五％）が、ほぼ同率で続いています。

また、日頃、通院されている方は、「時々血液検査を受けているから、健診は受けなくてもかまわない」と考えているのかもしれません。しかし、健康でいきいきと過ごすためには、健診が重要です。なぜなら、平均寿命が伸びた今、予測・予防すべきは「寝たきり」と「がん」ですが、これらの予測・予防のためには、健診による健康状態のチェックや病気の早期発見が、どうしても必要になるからです。

健診の種類は？

健診には大きく次の二つに分けられます。

一つは、病気を早い段階で発見し、また健康状態を確認するための健診です。従来からある一般的な健診、人間ドックなどがこれに該当《がいとう》します。

もう一つは、健康長寿《ちょうじゅ》のための健診（ウェルエイジング健診）です。健《すこ》やかな老いの実現を目的とし、老化に関連する種々の項目について調べます。そして、必要な改善点を提案する新しい健診です。当クリニックでは、加齢を否定する（アンチエイジング）のではなく、よりよく年を重ねてゆくという意味を込めて「ウェルエイジング健診」と呼んでいます（一般には「アンチエイジング健診」と呼ばれています）。

2　病気の早期発見のための健診

検査項目について

脳卒中や心筋梗塞《しんきんこうそく》などを引き起こす生活習慣病（高血圧、糖尿病など）を調べることと、がんを早期発見することが主なポイントになります。そのために、次の［1生活習慣病（がん以外）の検査項目］＋［2がん検診としての検査項目］の組み合わせで受けていただくとよいと思います。

1　生活習慣病（がん以外）の検査項目

次のような検査項目を受けましょう。特に断りがない項目は、年一回の健診をお勧めします。

□ぜひ受けていただきたい項目

○身体測定（身長、体重、ＢＭＩ（肥満の指標）、ウエスト周囲径《けい》、視力、聴力）

○内科診察

○血液検査（貧血検査、肝機能、血清脂質《けっせいししつ》、糖代謝、腎機能、尿酸《にょうさん》など）

○尿検査（尿糖、尿たんぱく、尿潜血《せんけつ》）

○心電図

○胸部Ｘ線（正面撮影）

□可能なら受けていただきたい項目

○腹部超音波検査（四〇歳以上。肝臓《かんぞう》、胆《たん》のう、膵臓《すいぞう》、腎臓《じんぞう》などのがん検診にもなる）

○骨密度《こつみつど》検査（四〇歳以上の女性。五年ごとでよい）

○肝炎ウイルス検診（年齢は特に問わない。五年ごとでよい。肝臓がんのリスクを知ることができる）

○頸《けい》動脈超音波検査（明確な基準はないが、四〇歳以降、五年ごとでよい）
○頭部ＭＲＩ、ＭＲＡ（明確な基準はないが、四〇歳以降、五年ごとでよい）

２　がん検診としての検査項目

特に断りがない限り、年一回の検診をお勧めします。

□ぜひ受けていただきたい検診（項目）
○胃がん検診：四〇歳以上で胃Ｘ線または胃カメラ検査
○大腸がん検診：四〇歳以上で便潜血検査（二回法）
○肺がん検診：四〇歳以上で胸部Ｘ線（正面のみならず、側面を加えた二方向撮影）
五〇歳以上で喫煙《きつえん》指数（一日の喫煙本数×喫煙年数）が六〇〇以上の方、もしくは四〇歳以上で六カ月以内に血痰《けったん》のあった方は、これに喀痰《かくたん》検査（喀痰細胞診）を追加
○前立腺がん検診：五〇歳以上の男性でＰＳＡ（血液検査）

○乳がん検診：四〇歳以上の女性（親子姉妹に乳がんの方がいる場合は二〇歳以上）。マンモグラフィまたは超音波検査。原則としてマンモグラフィをお勧めしますが、二〇代など若い世代の方では、超音波検査の方がよいとも言われます。
○子宮頸《けい》がん検診：二〇歳以上の女性。子宮頸部細胞診。以前は三〇歳以上が検診対象でしたが、近年二〇代で子宮頸がんが増えているため、二〇歳から検診が勧められるようになりました。

□可能なら受けていただきたい項目
○CT肺がん検診：五〇歳以上、三年に一回。喫煙する方は、可能なら毎年。胸部CT検査でごく初期の完治可能な肺がんを見つけることができます。
○子宮体がん検診：五〇歳以上の女性。子宮内膜細胞診（痛みを伴《ともな》う検査なので、代わりに婦人科超音波検査を行うこともあります）
○腹部エコー検査：四〇歳以上。前述のように、肝臓、胆のう、膵臓、腎臓などのがんを見つけることができます。

3 健康と長寿のための健診（ウェルエイジング健診）

バランスよく老いるために

一〇〇歳を超えても大きな病気や認知症もなく、健康に暮らしている人々を「百寿者《ひゃくじゅしゃ》」と呼んでいますが、百寿者の共通点の一つは、血管、骨、筋肉、ホルモン、神経などの身体の各系列がバランスよく老いていて、特定の弱点が少ないことです。

そこで、バランスよく老いる（「バランスエイジング」と言います）ことを目標として、各系列の老化度（血管年齢、骨《こつ》年齢、筋年齢、ホルモン年齢、神経年齢）や、老化を促進する因子を各種検査によって調べ、判明した弱点に関して、ライフスタイルの改善方法などを提案してゆくのが「ウェルエイジング健診」です。

老化度を調べる

具体的には、五つの系列の老化度について、次のような検査で調べます。

①血管年齢：動脈硬化度検査を基に算出します。

②骨《こつ》年齢：骨密度検査を基に算出します。

③筋年齢：体組成計という検査機器で、体脂肪率、BMI（肥満の指標）、四肢《しし》や体《たい》幹《かん》の筋肉バランスなどを測定したり、握力計で握力を測定したりして、算出します。

④ホルモン年齢：IGF-1、DHEA、男性ホルモン、女性ホルモンなど、種々のホルモン量を測定して算出します。

⑤神経年齢：大脳の中の前頭葉《ぜんとうよう》という部位は、思考や創造力などを担《にな》っており、同時に、老化による機能低下が最も早く起こるとされています。その前頭葉の機能を調べる検査を行って算出します。

これらの検査結果は、五角形のレーダーチャートで示されます。この五角形が正五角形に近いほどバランスよく老いていて、五角形が外側に広がるほど各系列の年齢が

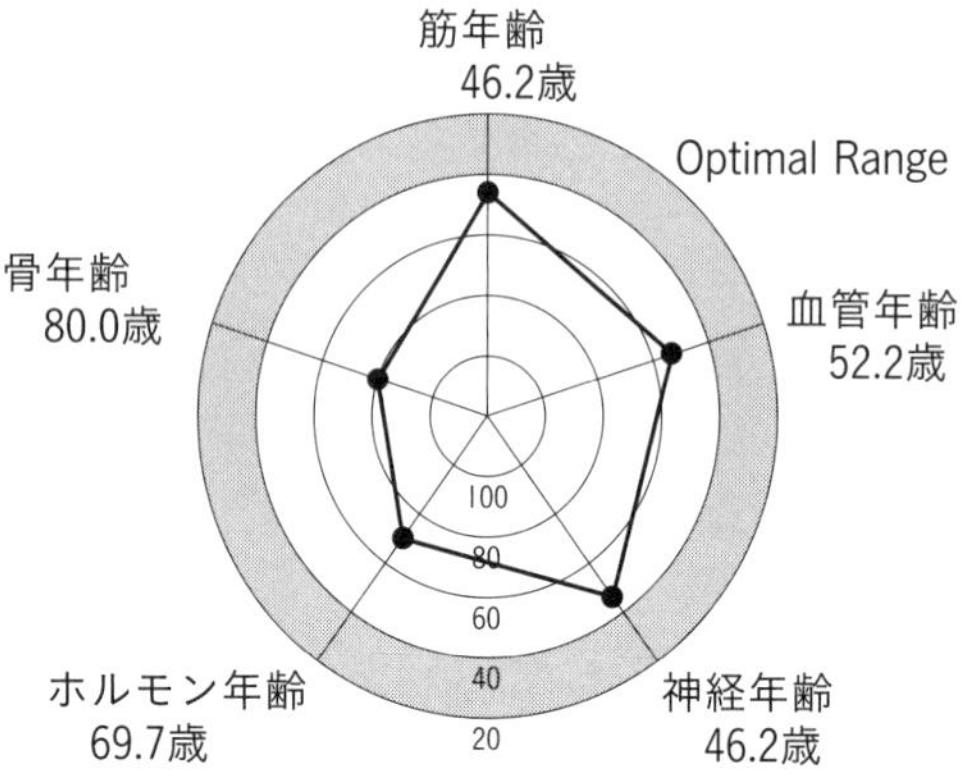

図6-1　日置マリ子さん（56歳女性）の老化度判定グラフ

若いということになります。

図6-1は、日置マリ子さん（五六歳女性）の老化度判定グラフです。日置さんは、事務系の仕事をされている堅実《けんじつ》な性格の方です。「疲れやすくて仕事の能率が上がらない」とのことで、何か病気がないか心配して人間ドックを受けたのですが、特に異常は指摘されなかったそうです。そこで、当院でウェルエイジング健診を受けられました。

その結果、実年齢五六歳に対して、骨年齢八〇・〇歳、ホルモン年齢六九・七歳と、エイジング（加齢）が進んでいました。その他の系列については、ほぼ実

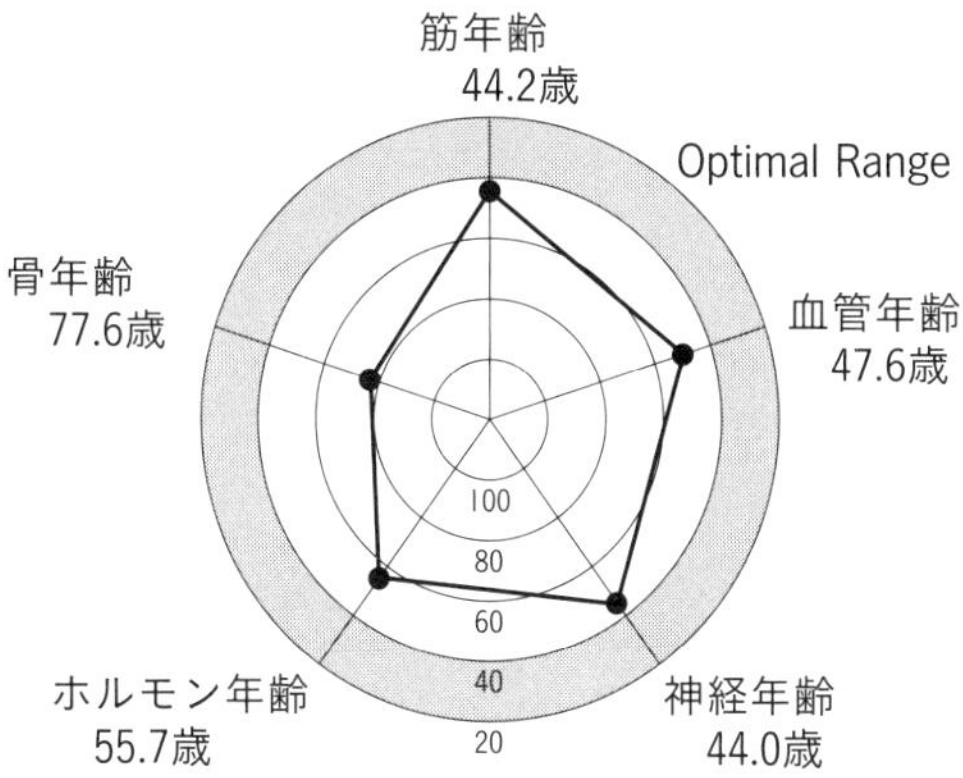

図6–2　日置マリ子さん（56歳女性）8カ月後の老化度判定グラフ

年齢相応《そうおう》でした。

そこで、骨年齢とホルモン年齢改善のための食事や運動、サプリメントなどを提案しました。

その結果、八カ月後の健診では、骨年齢は七七・六歳、ホルモン年齢は実年齢相応の五五・七歳に改善していました（図6－2参照）。日置さんは、自覚的にも疲れやすさが改善し、より一層意欲的に仕事に向かえるようになったとおっしゃっています。

このように、具体的に、一人ひとりの身体の状態に合わせた指導を行い、改善を図《はか》ってゆくのです。

老化を促進する因子を調べる

ウェルエイジング健診では、ご希望によって、老化を促進してしまう因子を各種検査で調べることができます。

1　酸化ストレス検査

酸素は、私たちの身体の生命維持・活動にとってなくてはならないものですが、酸素が鉄を錆《さ》びさせるように、一部の不安定な酸素（活性酸素）が細胞や組織などにダメージを与《あた》えることがあります。この作用を「酸化ストレス」と言います。

一方で、この酸化ストレスを打ち消して自らを守る仕組みが身体には備わっており、これを「抗酸化力」と言います。

両者のバランスが崩《くず》れて酸化ストレス過剰になると、老化を早めたり生活習慣病やがんなどの引き金になったりするのです。

酸化ストレス検査では、この「酸化ストレス」と「抗酸化力」を測定します。そして、その結果に応じて、食事や運動などのライフスタイル改善のための指導や、サプリメント指導などを行っています。

2　毛髪《もうはつ》ミネラル検査

ミネラルには、身体に必要な必須《ひっす》ミネラル（カルシウム、マグネシウム、鉄、銅、亜鉛、セレン、マンガンなど）と、身体にとって害となる有害ミネラル（アルミニウム、水銀、カドミウム、鉛、ヒ素、スズなど）があります。

毛髪には、私たちの体内に取り込まれたミネラルが濃縮されて蓄積《ちくせき》されるため、これを調べることで、必須ミネラルや有害ミネラルの過不足がわかるのです。

そして、必須ミネラルの不足には、食事の改善やサプリメント指導を、有害ミネラルの蓄積に対しては、それを体外へ排泄《はいせつ》するための治療を行います。

その他に、老化を促進する因子として、免疫《めんえき》機能、ストレス抵抗性、代謝《たいしゃ》機能、生活習慣なども評価しています。

また、当クリニックでは、老化や生活習慣病に大きく影響する動脈硬化に特化した

「動脈硬化健診」を独自に行っています。

4　がんや脳卒中を予測するリスクマーカー

最近の研究や検査法の進歩により、ある特定の病気になるリスクを予測する検査（リスクマーカー）が開発され実用化されつつあります。

ここでは、二つのリスクマーカーについてご紹介しましょう。

「がん」のリスクを予測する——アミノインデックス

「アミノインデックス」（ＡＩＣＳ）は、がん（胃がん、肺がん、大腸がん、乳がん、前立腺がん、子宮がん・卵巣がん）の発症リスクを、血液中のアミノ酸バランスを調べることで予測するリスクマーカーです。

男　性	胃がん、肺がん、大腸がん、 前立腺がん
女　性	胃がん、肺がん、大腸がん、 乳がん、子宮がん、卵巣がん

表6-1　アミノインデックスでリスクを予測できるがん

このアミノインデックスの結果は、「ランクA」「ランクB」「ランクC」の三段階で示されます。

胃がんを例に挙《あ》げますと、「ランクA」の場合は、胃がんであるリスクは〇・三倍ですが、「ランクC」の場合、一〇・二倍となります。

したがって、この検査結果を基に、必要に応じて胃内視鏡などの詳しい検査を実施したり、胃がん罹患《りかん》リスクを減少させるためのライフスタイル改善などに役立てることができるのです。

「アミノインデックス検査」は、がん罹患のリスクを「予測する」検査であって、がんが発生しているか否かを「診断する」検査ではありません。ですから、通常の健診も受けていただくことも大切です。

脳卒中のリスクを予測する――脳梗塞リスクマーカー

「脳梗塞《のうこうそく》リスクマーカー」とは、「かくれ脳梗塞」の有無を血液検査で推測し、脳卒中のリスクを予測する検査です。第４章でも述べましたが、「かくれ脳梗塞」がある人は、脳卒中の発症率が一〇倍以上になることがわかっています。

「かくれ脳梗塞」は、通常、頭部ＭＲＩ検査をしないとわかりませんが、この「脳梗塞リスクマーカー」は、血液検査で手軽に推測することができるというメリットがあります。そのため、健診や人間ドックなどで採用されつつあります。

検査の原理は、脳梗塞を起こした患者さんの血液中に増えるアクロレインという物質や炎症マーカー（インターロイキン６、ＣＲＰ）を測定し、年齢を加味して、「かくれ脳梗塞」の有無を推測するのです。

検査結果は、次の三段階で示されます。

①低値（脳梗塞のリスクは現時点では低い）
②境界値（リスクがないわけではない）
③高値（リスクがある）

高値（リスクがある）と判定された人は、頭部ＭＲＩなどの精密検査とともに、ライフスタイルの改善や生活習慣病の点検などが必要です。

これからは、病気を見つけるための従来の健診だけでなく、より健康的に人生を送るための「予測・予防に重心を置いた健診」が、さらに種類も増えて普及してゆくと思われます。

では、健診を受けるにあたって、具体的にはどのようにしたらよいでしょうか。

まずは一般の健診を、次にウェルエイジング健診を

「早くウェルエイジング健診を受けてみたい！」とお気持ちがはやる方もいらっしゃることでしょう。しかし、もし一般的な健診や人間ドックがまだでしたら、まずはそれらを受けていただきたいのです。

なぜなら、ウェルエイジング健診は、より健康的に過ごすために老化度を診断する健診であり、病気の発見を第一の目的とはしていません。現在罹《かか》っている、もしくは生じている病気（特にがん）の発見のためには、一般の健診がまず必要なのです。

その上で、ウェルエイジング健診を受けるようにすることが肝要《かんよう》だと思いますので、この点はご注意ください。

一般の健診は健診施設や医療機関などで

一般的な健診は、各健診施設や健診を行っている医療機関などで、任意に受けることができます。また、肺がんや胃がん、大腸がん、乳がんや子宮がんなどは、地方自治体から、ある一定の年齢以上の居住者に補助金が出て比較的安価に受けることができますので、それを活用するのもよいでしょう。

会社勤めの方ならば、企業が費用負担をして健診を受けることができますが、検査内容が限られている場合もあるので、内容を確認していただければと思います。

ウェルエイジング健診（アンチエイジング健診）は日本抗加齢医学会の認定医療施設などで

ウェルエイジング健診（アンチエイジング健診）は、日本抗加齢医学会による認定医療施設で受けることをお勧めします。また、認定医療施設でなくても、日本抗加齢医学会専門医がいる医療機関では、ウェルエイジング健診（アンチエイジング健診）を行っているところがあります。

認定医療施設や専門医については、日本抗加齢医学会のホームページで探すことができます（http://www.anti-aging.gr.jp/）。

健診は、私たちが健康的に生活してゆくうえで大切なものであり、身体の状態を様々な角度から知ることで、病気の早期発見のみならず、より一層の健康づくりに役立ててゆくことができます。

ぜひ積極的に健診を受けて、より健康な身体づくりを土台として、元気でいきいきと毎日を過ごされますことを心より願っています。

おわりに

先日、地下鉄のホームの椅子《いす》で列車を待っていると、ご高齢の女性が私たち夫婦に話しかけてきました。小柄でやせ気味のそのご婦人は、ベージュのコートに淡い紫色のベレー帽をかぶり、耳にもイヤリングが光っているおしゃれな方でした。

「私、これから曾孫《ひまご》の命名式に呼ばれて行くところなのよ」と言われた後、「私ね、九四歳なの。長男は五〇代で亡くなって、娘はがんで六〇代で亡くなって、二人を先に亡くしてしまった分、私、長生きしようと思って頑張《がんば》っているのよ」とおっしゃるのです。

「えっ！　九四歳にはとっても見えません！　せいぜい七〇代くらいにしか……」と驚く私に、「六〇歳のときから手品を趣味で始めてね、あちこちで手品をやって喜んでもらって、手品をやっていてよかったと思いますよ」とご婦人は答えられました。

それから、その方は背中も曲がらずしっかりとした足取りで到着した列車に乗り、隣の駅に着いて別れるまでの間、曾孫さんのことなどお話ししてくださいました。

さすが長寿国《ちょうじゅこく》日本！　こんなにステキでお元気な方がいらっしゃるのだと改めて感動しました。

二〇一二年の敬老の日を前に、厚生労働省は、日本の一〇〇歳以上の長寿者が五万人を超えたと発表しました。当院の在宅患者さんの中にも一〇〇歳を超える方がいらっしゃいます。

人生の最期のときまで健康で長寿を全《まっと》うされる方には「前向きで明るく、よく動き、何でもよく召し上がる」などの共通項があるようです。

先のご婦人の言葉の中にも、この要素のいくつかがあると実感します。老化は肉体の条件として避《さ》けられなくても、老化のスピードを遅くすることは自助努力で可能なのです。

同時に、私たちを取り巻く日本の情勢も、近年大きく変わってきました。私たちの老後には、健康保険をあまりあてにできない厳《きび》しい状況が待っているかもしれません。老後が医療費の支払いに四苦八苦することになってしまったら、それは誰《だれ》にとっても本意ではなく、残念なことになると思います。

言うまでもなく、どんなときも健康な身体が土台です。まずは自分の身体のメンテナンスを若いうちから、そして高齢になってもしっかりと行ってゆきたいものです。

その状況を予測・予防し、具体的な身体のメンテナンスとしてできることを、当医療法人が運営する「東京トータルライフクリニック」「トータルライフクリニック本郷内科」「トータルライフ訪問看護ステーション雷門」の現在の診療実践からまとめさせていただいたのがこの本です。

一人でも多くの方が健康を維持し、元気な一〇〇歳をめざして、人生の目標に向かって生きてゆかれることを心から願っています。

そしてそのような皆様の健康な未来に、この本が少しでもお役に立てば、これ以上の幸せはありません。

二〇一三年六月

執筆者を代表して　馬渕茂樹

羽生春夫　医学データにもとづく認知症を予防する生活習慣　メディカルトリビューン
山口晴保　認知症予防——読めば納得！脳を守るライフスタイルの秘訣　協同医書出版社
Hirayama T.Tob Control 1(3):176-179(1992)
Ninomiya T., et al. Midlife and Late-Life Blood Pressure and Dementia in Japanese Elderly: The Hisayama Study. Hypertension. 2011
Rotterdam study　Ott, Neurology, 53:1937, 1999
Verghese J et al. N Eng J Med 348:2508-2516(2003)

第４章

篠原・小川・鈴木・片山・木村編　脳卒中治療ガイドライン 2009　協和企画
日本動脈硬化学会編　動脈硬化性疾患予防ガイドライン 2012 年版　杏林舎
動脈硬化予防 2009　Vol.8 No.1　メジカルビュー社
Atherosclerosis 2009;207;291-297.
Heart and Circulatory Physiology; 297,1314-1318, 2009
Japan Lipid Intervention Trial (2005)
The Oyabe Study.(2003)
The Ibaraki Prefectual Study. (2009)
Validation and refinement of scores to predict very early stroke risk after transient ischemic attack. Lancet. 2007; 369:283-92.

第５章

石原結實　「体を温める」と病気は必ず治る　三笠書房
NPO 日本サプリメント協会　サプリメント健康バイブル　小学館
木内周史監修　医師がすすめる筋トレ＆ストレッチ　スタジオタッククリエイティブ
田中平三　サプリメント・健康食品の「効き目」と「安全性」　同文書院
堀忠雄　快適睡眠のすすめ　岩波書店
村木弘昌　万病を癒す丹田呼吸法　春秋社
家森幸男　110 歳まで生きられる！　脳と心と身体で楽しむ食生活　日本放送出版協会
米井嘉一　「美しさ」と「若さ」を保つアンチエイジングのすすめ　青春出版社

参考文献

はじめに

高橋佳子　Calling 試練は呼びかける　三宝出版

高橋佳子　12 の菩提心　三宝出版

英「エコノミスト」編集部　2050 年の世界　文藝春秋

第 1 章

日本抗加齢医学会 専門医・指導士認定委員会　アンチエイジング医学の基礎と臨床　メジカルビュー社

第 2 章

石橋英明　ひざ痛が消える「片足立ち」の魔法　マキノ出版

特集「ロコモティブシンドローム――予防・治療のための運動支援」　臨床スポーツ医学 Vol.27,No.1,2010　文光堂

厚生労働省　日本人の食事摂取基準

田中・上西・近藤編　ロコモティブシンドロームと栄養　建帛社

中村耕三　新国民病ロコモティブシンドローム――長寿社会は警告する　日本放送出版協会

中村耕三編　ロコモティブシンドローム　メディカルレビュー社

日本整形外科学会編　ロコモティブシンドローム診療ガイド 2010　文光堂

山田豊文　「老けない体」は骨で決まる　青春出版社

第 3 章

池田学　認知症　中公新書

久保明　サプリメントエビデンスブック――成分・疾患からみる研究論文　じほう

栗田主一ほか　平成 19 年度厚生労働科学研究費補助金研究分担報告書　2008

厚生労働省老健局高齢者支援課認知症・虐待防止対策推進室　介護保険最新情報　298 巻

国立長寿医療研究センター　認知症サポート医養成研修テキスト

日本認知症学会編　認知症テキストブック　中外医学社

日本神経学会監修　認知症疾患治療ガイドライン 2010　医学書院

認知症予防財団編　認知症 30 カ条――予防から介護まで　岩波書店

執筆者プロフィール（執筆順）

第１章　馬渕茂樹（まぶち・しげき）

1978年、京都大学医学部卒業。東京トータルライフクリニック院長。漢方専門医、日本抗加齢医学会専門医、NRサプリメントアドバイザー、健康スポーツ医、禁煙指導医

藤純一郎（とう・じゅんいちろう）

1992年、九州大学医学部卒業。東京トータルライフクリニック内科医長。内科認定医、日本抗加齢医学会専門医、インフェクションコントロールドクター

第２章　大脇千代美（おおわき・ちよみ）

1983年、大阪大学医学部附属助産師学校卒業。東京トータルライフクリニック看護師長。看護師、助産師、日本抗加齢医学会指導士、介護支援専門員

武未希子（たけ・みきこ）

2001年、日本赤十字看護大学大学院基礎看護学修士課程修了。東京トータルライフクリニック看護師。日本抗加齢医学会指導士

第３章　長屋直樹（ながや・なおき）

1990年、岐阜大学医学部卒業。東京トータルライフクリニック副院長／在宅医療部長。外科認定医、日本抗加齢医学会専門医、在宅医学専門医

第４章・第６章　穴水聡一郎（あなみず・そういちろう）

1984年、群馬大学医学部卒業。トータルライフクリニック本郷内科院長。漢方専門医、日本抗加齢医学会専門医、認定産業医

第５章　江川恵子（えがわ・けいこ）

1988年、名古屋市立中央看護専門学校卒業。トータルライフ訪問看護ステーション雷門所長。看護師、日本抗加齢医学会指導士、介護支援専門員

羽谷佳子（はがい・よしこ）

1996年、愛知県立総合看護専門学校卒業。東京トータルライフクリニック看護師。日本抗加齢医学会指導士、介護支援専門員

100歳まで元気！ 予測・予防医療のススメ

2013年 7月19日 初版第一刷発行
2013年 9月 6日 初版第二刷発行

編　者　東京トータルライフクリニック
発行者　仲澤 敏
発行所　三宝出版株式会社
〒111-0034 東京都台東区雷門2-3-10
電話 03-5828-0600
http://www.sampoh.co.jp/
印刷所　株式会社アクティブ
装　幀　長澤昌彦

ISBN978-4-87928-085-5